U0245778

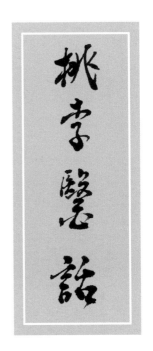

桃李馨話

连建伟 著

陈 卓 协助整理

人民卫生出版社

·北 京·

图书在版编目（CIP）数据

桃李医话 / 连建伟著 . —北京：人民卫生出版社，2023.10

ISBN 978-7-117-35431-8

Ⅰ.①桃⋯ Ⅱ.①连⋯ Ⅲ.①医话－汇编－中国－现代 Ⅳ.①R249.7

中国国家版本馆 CIP 数据核字（2023）第 191196 号

| 人卫智网 | www.ipmph.com | 医学教育、学术、考试、健康，购书智慧智能综合服务平台 |
| 人卫官网 | www.pmph.com | 人卫官方资讯发布平台 |

桃 李 医 话
Taoli Yihua

著　　者：连建伟
出版发行：人民卫生出版社（中继线 010-59780011）
地　　址：北京市朝阳区潘家园南里 19 号
邮　　编：100021
E - mail：pmph @ pmph.com
购书热线：010-59787592　010-59787584　010-65264830
印　　刷：鸿博睿特（天津）印刷科技有限公司
经　　销：新华书店
开　　本：787 × 1092　1/32　印张：7.5　插页：2
字　　数：168 千字
版　　次：2023 年 10 月第 1 版
印　　次：2023 年 11 月第 1 次印刷
标准书号：ISBN 978-7-117-35431-8
定　　价：58.00 元

打击盗版举报电话：010-59787491　E-mail: WQ @ pmph.com
质量问题联系电话：010-59787234　E-mail: zhiliang @ pmph.com
数字融合服务电话：4001118166　E-mail: zengzhi @ pmph.com

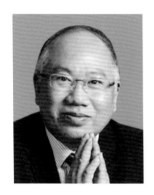

著者简介

　　连建伟，男，1951年生，浙江嘉善人，浙江中医药大学教授、主任医师、博士研究生导师，第二届全国名中医，第三、四、五、六、七批全国老中医药专家学术经验继承工作指导老师，浙江省首批国医名师，浙江省文史研究馆馆员，享受国务院政府特殊津贴。

　　1980年毕业于北京中医学院首届中医研究生班，历任浙江中医学院方剂学教研室主任，基础部副主任、主任，浙江中医学院副院长，浙江中医药大学副校长，中华中医药学会方剂学分会主任委员、名誉主任委员等职。

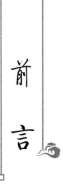

前言

　　医话是中医著述的一种体裁，写作方式不拘一格，灵活生动，而着力处皆在医者个人临证经验、学研所感，古有《冷庐医话》等，今有《岳美中医话集》等，都是能发人深省、惠人实多，深受读者青睐的佳作。本人行医半个世纪，从事中医教学、传统文化研究工作亦逾四十载，自忖尚有点滴心得，故欲仿效先贤，述诸笔端，幸得陈卓君协助整理，终获斯书。

　　《桃李医话》的大部分内容都是本人对学生讲的话，书名有栽桃育李之意。其中一部分内容是本人2005年在宝岛长庚大学医学院授课时对中医专业八年制学生讲的，还有一部分源于20世纪70年代本人在浙江嘉兴地区行医所记。嘉兴，古代一名檇李，这也是书名的又一寓意。本书最后部分是本人于2010年给在浙的第四批全国老中医药专家学术经验继承人讲的国学课的内容，原文节选自明代杭州人范立本的《明心宝鉴》，选择其中与做人、行医有关的条文并结合本人心悟做了讲解。

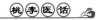

　　祖国医学博大精深，苟非勤求古训，博采众方，绝不能得其精髓。余自幼喜文学，十五岁始读医书，无师指点，则处处留神，专心穷研，如饥似渴，立志以毕生精力致力于祖国医学，积累学识，循序渐进，学海无涯，绝无止境，路漫漫其修远兮，吾将上下而求索！

连建伟于杭州无我斋

2022 年 3 月 5 日

目 录

学习配伍，就是要学习药对 …………………………………… 1

要跟好老师，入门正则始终正 ………………………………… 1

方剂加减，有是证则用是药 …………………………………… 2

方剂不传之秘在于量 …………………………………………… 3

逍遥散、补中益气汤——当今最多用 ……………………… 3

小儿肺炎后应当培土生金 ……………………………………… 4

酸枣仁汤简释 …………………………………………………… 5

但愿世间人无病，何妨架上药生尘 ………………………… 6

健体强身当导引吐纳 …………………………………………… 6

持脉当虚静，脉贵有胃气 ……………………………………… 7

多诊识脉，屡用达药 …………………………………………… 9

小洞不补，大洞吃苦 …………………………………………… 9

五劳、七伤、六极 ……………………………………………… 10

治病当分表里缓急轻重 ………………………………………… 11

自然疗法 ………………………………………………………… 12

暑热应吃"天生白虎汤" ……………………………………… 13

学医不精，不若不学医 ………………………………………… 13

学书费纸，学医费人 …………………………………………… 14

辨证论治与专方专药相结合 ………………………………… 14

肺主一身之气，气化则湿化 ……………………………… 15

麻黄杏仁薏苡甘草汤可治空调病 ………………………… 16

从"鞭"字谈避讳 …………………………………………… 16

谈瞑眩 ……………………………………………………… 17

从治太阳中暍的一物瓜蒂汤谈起 ………………………… 18

古之一两，今之一钱（约3g） …………………………… 20

仲景集"三代以前之遗方" ………………………………… 21

谈癥瘕 ……………………………………………………… 22

谈鳖甲煎丸 ………………………………………………… 23

仲景书中的"心"即胃 ……………………………………… 24

谈牝疟 ……………………………………………………… 24

岳美中用白虎加桂枝汤治疗温疟 ………………………… 25

谈中风病 …………………………………………………… 27

血虚生风可用四物汤 ……………………………………… 29

反佐 ………………………………………………………… 29

酒能辟秽浊之气 …………………………………………… 30

知母能下水消肿 …………………………………………… 30

自强不息，厚德载物 ……………………………………… 31

阴寒精自出，酸削不能行 ………………………………… 31

补阴之虚，可以生气，助阳之弱，可以化水 …………… 32

多读书，多临证 …………………………………………… 34

读经读注，经注并参 ……………………………………… 34

射干麻黄汤、小青龙汤方解 ……………………………… 35

曹颖甫亲试皂荚丸 ………………………………………… 36

谈麦门冬汤 ………………………………………………… 36

唐以前桂枝和肉桂没有区分 ……………………………… 38

岳美中用桂枝加桂汤治奔豚气 …………………………… 38

治心何日能忘我，操术随时可误人 ……………………………… 39

甘澜水益脾胃、祛水湿 …………………………………………… 40

察色按脉，先别阴阳 ……………………………………………… 40

谈塞因塞用 ………………………………………………………… 41

成就学问有三个条件 ……………………………………………… 41

谈异法方宜 ………………………………………………………… 42

谈"九种心痛" ……………………………………………………… 43

祖传丸药——王氏保赤丸 ………………………………………… 43

经方应该好好生产为中成药 ……………………………………… 44

从"虚者补之，实者泻之"谈腹诊 ………………………………… 44

附子配半夏 ………………………………………………………… 45

小柴胡汤、大柴胡汤、厚朴三物汤 ……………………………… 46

学习中医不能浮躁 ………………………………………………… 46

大建中汤治疗胆道蛔虫病 ………………………………………… 47

学习中医要正本清源 ……………………………………………… 48

谈白汗 ……………………………………………………………… 49

从当归生姜羊肉汤谈药食同源 …………………………………… 49

从"八法"谈阴平阳秘，精神乃治 ………………………………… 50

中医药学是一个伟大的宝库 ……………………………………… 51

活看古书，不能死于句下 ………………………………………… 51

胃为卫之源，脾为营之本 ………………………………………… 53

脉诊必须要反复训练和体会 ……………………………………… 53

谈新绛 ……………………………………………………………… 54

谈心主神明 ………………………………………………………… 55

麻子仁丸专为胃强脾弱而设 ……………………………………… 56

病有四种：不治自愈、须治而愈、虽治难愈、真死不治 ……… 57

脉法全是活法，却是定法 ………………………………………… 57

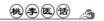

要熟读并牢记有方有证的条文·······58

谈痰饮·······58

痰饮病诸候·······59

知常达变·······60

内服外敷治疗肝硬化腹水·······60

十枣汤须平旦温服之·······60

古方名都有其深意·······61

泽泻汤治痰湿眩晕·······61

小半夏汤是止呕的祖方，肾气丸是补肾的祖方·······62

胶艾汤是四物汤的祖方·······63

小半夏汤用生半夏效果更好·······63

知犯何逆，随证治之·······64

谈消渴·······64

厥阴病往往寒热错杂·······66

伤寒里面有杂病，杂病里面有伤寒·······66

从五苓散案谈治病关键在于对证下药·······67

谈淋病·······68

谈滑石白鱼散·······69

谈《素问·上古天真论》·······70

人参味甘，大补元气·······71

和胃气，存津液·······71

谈"精""气"·······72

开鬼门，洁净府·······73

血不利则为水·······74

老来疾病都是壮时招的·······74

用心学好方剂，务求烂熟于胸中·······75

腰以上肿宜发汗·······75

通阳不在温，而在利小便 …………………… 76

苦酒即米醋 ………………………………… 76

谈黄疸 ……………………………………… 77

民族的就是世界的 ………………………… 78

大柴胡汤治胆囊炎、胆结石 ……………… 80

谈惊悸 ……………………………………… 80

谈红汗 ……………………………………… 81

中医有其特色 ……………………………… 81

二丹桃红四物汤 …………………………… 82

童便活血化瘀 ……………………………… 82

遣方用药一定要对证，辨证要有水平 …… 83

伏龙肝止血 ………………………………… 84

黄土汤中的灶心黄土可用赤石脂代替 …… 85

学仲景方关键在学配伍 …………………… 86

仲景书要反复学，反复琢磨 ……………… 86

内陷就是病邪深入 ………………………… 87

苦辛通降治湿温 …………………………… 87

黄芩枯泻肺火，子清大肠 ………………… 88

生姜乃"呕家圣药" ………………………… 88

看病要反复琢磨 …………………………… 89

学医可疗亲人之疾 ………………………… 91

留得一分阳气，便有一分生机 …………… 92

大实有羸状 ………………………………… 93

谈《千金翼方》 …………………………… 94

古书里的"毒药"有两种意义 ……………… 95

有故无殒，亦无殒也 ……………………… 95

"疠"字的读音 ……………………………… 96

医中百误歌 …………………………………………… 96

白术、黄芩是"安胎圣药" ………………………… 97

逐月分经养胎法 …………………………………… 97

药补不如食补，食补不如神补 …………………… 99

谈阳旦汤 …………………………………………… 101

培其正气，败其邪毒 ……………………………… 102

知其要者，一言而终；不知其要，流散无穷 …… 103

谈脾阴虚与胃阴虚 ………………………………… 104

谈重视顾护脾胃 …………………………………… 104

谈从他脏调补脾胃 ………………………………… 105

弦脉的鉴别 ………………………………………… 105

诊治肝胆脾胃病应重视关脉 ……………………… 106

柴胡疏肝散、逍遥散、归芍六君子汤证在脉象上的鉴别 … 107

息风法治疗眩晕 …………………………………… 107

失眠证治经验心得 ………………………………… 108

肿瘤证治经验心得 ………………………………… 108

黄疸证治经验心得 ………………………………… 109

口味异常证治经验心得 …………………………… 110

流感证治预防经验 ………………………………… 111

对用药的看法 ……………………………………… 112

对用药药味数及剂量的认识 ……………………… 112

临床常用参的种类和使用经验 …………………… 113

浙贝母与川贝母的区别运用 ……………………… 114

青皮和陈皮的区别运用 …………………………… 115

扁豆衣和白扁豆的区别运用 ……………………… 115

白芍和赤芍的区别运用 …………………………… 116

生鸡内金和炙鸡内金的区别运用 ………………… 116

檀香与降香之异同 ·· 117

天花粉、瓜蒌皮、瓜蒌子及全瓜蒌的区别运用 ·········· 117

佛手花及佛手片的区别运用 ··································· 118

当归和当归炭的临床运用 ······································ 118

生、熟薏苡仁的临床运用 ······································ 119

鲜地黄、生地黄、熟地黄的临床运用 ····················· 120

柴胡的临床用量 ·· 121

香附、郁金的临床运用 ·· 121

对消食药的运用经验 ··· 122

余临床少用远志、柏子仁 ······································ 122

车前子与泽泻之区别 ··· 123

车前草与车前子之区别 ·· 123

薄荷的临床运用 ·· 124

药食同源——藕的妙用 ·· 124

生姜的运用 ·· 125

铁皮枫斗的运用 ·· 126

紫苏叶、紫苏梗的区别运用 ··································· 126

对薯蓣丸的理解与运用 ·· 127

自拟痛泻方的运用 ··· 128

经验方苓部丹的临床运用 ······································ 129

资生丸的化裁运用 ··· 129

炙甘草汤的运用 ·· 130

逍遥散的运用及化裁经验 ······································ 131

葛根芩连汤的运用 ··· 132

乙字汤的出处及运用 ··· 132

选奇汤的出处及运用 ··· 133

龙胆泻肝汤的运用 ··· 134

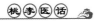

谈左金丸……………………………………………………134

谈二丹桃红四物汤……………………………………135

桑麻丸的临床运用……………………………………135

谈王清任的五张逐瘀汤………………………………135

谈白虎汤………………………………………………137

越鞠丸与柴胡疏肝散的区别…………………………138

谈三黄泻心汤及其运用………………………………138

清肺六二汤的运用……………………………………139

益气养营治疗产后血崩………………………………140

调和营卫疗自汗………………………………………141

虚实兼顾疗眩晕………………………………………142

桂枝龙牡疗哮喘………………………………………143

参蛤治暴喘……………………………………………144

从肾阴亏损心肝火炽论治狂证………………………145

重药轻投以治高年咯血………………………………146

饮停心下苓桂安………………………………………147

形丰苔腻之眩晕治用泽泻汤…………………………148

疗恶阻不忌桂枝半夏…………………………………148

恶露不尽用泻心汤法…………………………………149

大黄牡丹汤治疗产后腹痛……………………………150

下焦蓄血血证谛………………………………………150

栝蒌薤白半夏汤宽胸通痹治疗咳嗽胸痛……………151

金水相生法加当归治燥咳……………………………152

吴茱萸汤散寒降逆治疗口唾涎沫……………………152

寒热并用苦辛通降治脘痞……………………………153

治疗痢疾需分寒热……………………………………154

厚朴三物汤加炒莱菔子治便秘………………………155

利胆退黄，化瘀活血治疗黄疸胁痛 …………………… 155

黄土汤治疗肝癌失血 …………………………………… 156

清热利湿通窍化瘀疗膏淋 ……………………………… 157

桂枝加桂汤加茯苓治疗奔豚气 ………………………… 159

经方分施失眠 …………………………………………… 159

白虎加桂枝汤疗热痹 …………………………………… 160

煅土胜水治腰酸 ………………………………………… 161

从少阳气郁论治颈部结核 ……………………………… 161

妊娠泄泻治在中焦 ……………………………………… 162

产后便秘同病异治三则 ………………………………… 163

圣愈汤治疗产后少乳案 ………………………………… 165

小儿气利 ………………………………………………… 165

新加香薷饮治疗小儿阴暑 ……………………………… 166

小儿肛旁脓肿验案 ……………………………………… 166

察脉辨证疗吐血 ………………………………………… 168

尿血自治案 ……………………………………………… 169

橘皮生姜治水饮 ………………………………………… 169

从心肾不交论治滑精 …………………………………… 170

叔公亡阴急救 …………………………………………… 171

心悸脉结复脉建功 ……………………………………… 171

暑秽刺血急救 …………………………………………… 172

多宝讲寺僧人高热案 …………………………………… 173

为沈仲圭先生处方以疗痰热咳嗽 ……………………… 174

三方复合治咳嗽 ………………………………………… 175

地黄饮子合生脉散治喑痱 ……………………………… 175

养血凉血、活血化瘀疗不孕 …………………………… 177

白虎汤化裁疗小儿发热 ………………………………… 178

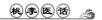

萝卜冬瓜治疗婴儿腹胀病危……………………………… 179

诊余谈失误………………………………………………… 180

补剂不可误投论…………………………………………… 182

论脉诊……………………………………………………… 184

妇人脉治大要……………………………………………… 186

附:《明心宝鉴》选讲………………………………… 189

学习配伍，就是要学习药对

学习配伍，简言之，就是学习药对。所谓药对，就是两味药的有效配伍。比如桂枝汤中桂枝配芍药调和营卫；桂枝配甘草辛甘发散为阳，辛温解表；芍药配甘草酸甘合化为阴，化生津液，使得虽有桂枝辛温发汗却不致伤阴耗液；生姜配大枣调和营卫；生姜辛温发汗，可助桂枝更好地发挥解表的作用；大枣补气补津液，与芍药相合可使阴液更好地恢复。大家看，小小的一个桂枝汤竟然包含了六个药对。

我们学方剂学什么？就是要学习药物的配伍。治病用的都是药房抽屉里的药。药房里不是有很多抽屉嘛，这个抽屉里抓一把桂枝，那个抽屉里抓一把芍药，为什么有的人就能治好病？就因为他配伍配得好。当然得有个前提，要辨证辨得好。所以一定要掌握药物之间的配伍规律，而不能只满足于背几个汤头歌诀。光背几个汤头就像小和尚念经——有口无心，真正要到病人身上发挥作用，要自己组个方就不行了，因为病是活的，方是死的。

要跟好老师，入门正则始终正

要真正理解方剂并不容易，离不开好老师的带教。实习的时候，最好有真正高明的中医能带你们。比如看到外感风寒表虚证，发热、恶风、汗出、脉浮缓、舌苔薄白，用桂枝汤；或者既有发热、恶寒、无汗，又有咳喘、痰色清稀，用小青龙汤；或者有发热、气喘、鼻煽、苔黄、脉数，用麻杏石甘汤。老

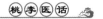

师带着看过一些典型的病例以后，你们自己才能够真正地理解，才能入门。通过自己的努力，加上老师的指引，应该说，入门还是容易的。

入门必须要正，"入门正则始终正，入门不正则始终不正"，这句话很有道理。如果一开始就有好的学习环境，有好的老师带，自己又能好好地学，入门正就始终正；自己不好好学，又没能跟好的老师，就基本不可能成为一个好的医生。

方剂加减，有是证则用是药

仲景很注重药物在方剂中的加减变化。仲景方中的加减法非常灵活，"有是证则用是药"，即有这个证就用这个药。比如小柴胡汤，《伤寒论》和《金匮要略》都有这个方剂。"若胸中烦而不呕者，去半夏、人参，加栝楼实一枚"，胸中烦是痰热结于胸，故加栝楼实清热化痰，去人参以免留邪，不呕故不用半夏；"若渴，去半夏，加人参，合前成四两半，栝楼根四两"，口渴为津液不足，故去温燥之半夏，加重人参用量以加强益气生津之功，再加生津止渴之栝楼根；"若腹中痛者，去黄芩，加芍药三两"，腹中痛性质属寒，故去苦寒之黄芩，加缓急止痛之芍药。桂枝汤也是一样，如兼有气喘的，用桂枝加厚朴杏子汤。桂枝汤的加减法很多，我就不一一列举了。清末四川名医唐容川曾说："仲景用药之法，全凭乎证，添一证则添一药，易一证亦易一药。"

方剂不传之秘在于量

仲景原书对药物分量的加减也是很有讲究的。所谓"方剂不传之秘在于量",如果只知道方剂的组成,而不知其分量,疗效就差,甚至不一定有效。比如小建中汤只比桂枝汤多了一味饴糖,但两方的主治证完全不同。桂枝汤中桂枝三两,芍药三两,甘草二两,生姜三两,大枣十二枚;小建中汤中芍药剂量加大一倍,又加了饴糖,为什么呢?因为小建中汤以"腹中痛"作为主症,所以要重用芍药六两以缓急止痛,饴糖甘温建中而缓急。这样,就从调和营卫,治疗外感风寒表虚证的桂枝汤变成了治疗虚劳腹痛的小建中汤。再如通脉四逆汤和四逆汤:四逆汤是治疗少阴病的,"少阴之为病,脉微细,但欲寐也",心、肾皆属少阴,心肾阳虚则脉微细,精神衰微则但欲寐,老年人如果出现了这种情况,很容易死亡。如果症状进一步加重,由"脉微细"变成了"脉微欲绝",脉微弱得好像已经按不到了,这时就要用通脉四逆汤。两方都由附子、干姜、甘草组成,四逆汤中干姜一两半、附子一枚,而通脉四逆汤倍用干姜(三两),且注"强人可四两",并加重了附子的剂量,"附子大者一枚",以大剂挽救将绝之阳气。

逍遥散、补中益气汤——当今最多用

2000年,我到了台湾的顺天堂药厂,我问他们:"你们哪几个药销路最好?"他们说:"一个丹栀逍遥散,一个补中益气汤。"我说:"你说对了!"现在的社会竞争太激烈,肝郁的人

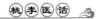

特别多，一点点大的孩子就要竞争，考试考不好就郁闷，所以逍遥散特别受欢迎。补中益气汤做成丸剂也好卖，补中益气汤是金李东垣的方剂，那个时代战乱不断，老百姓都饿一顿饱一顿，现在是不是？还是！虽然现在生活条件好了，但是要竞争啊！比如一个大老板，要做生意，要谈判，谈得剑拔弩张，连中饭也来不及吃了，谈成了，晚上请客，就拼命去吃，这就叫"饮食劳倦则伤脾"。现在一般不存在吃不饱饭的情况，可怎么还会有那么多脾胃气虚的人，关键还在于饮食失节。所以补中益气汤也很受欢迎。

小儿肺炎后应当培土生金

2005 年 7 月 31 日晚，我在台湾长庚大学看了一个小孩。这个女孩 4 岁，2004 年得了一场支气管炎，2005 年 7 月得了一场肺炎，刚出院，面色萎黄，骨瘦如柴，诊脉发现右关虚大，属脾胃气虚。我问家长，这个孩子是不是吃了饭以后老是觉得难受？她妈妈说，你说得一点不错，她吃了饭老是觉得肚子痛，不舒服。土能生金，土虚就不能生金，所以脾胃气虚，肺气也就虚了。《内经》曰："饮入于胃，游溢精气，上输于脾，脾气散精，上归于肺，通调水道，下输膀胱，水精四布，五经并行。"脾肺气虚不能"通调水道，下输膀胱"，水湿、痰湿都停留体内。我就给她健脾，培土生金，开了个处方：太子参 6g、生黄芪 6g、炒白术 3g、生甘草 3g、炒陈皮 3g、当归 3g、升麻 1.5g、葛根 1.5g、麦冬 6g、五味子 1.5g、薏苡仁 9g、冬瓜子 6g、茯苓 6g、黄芩 3g。这个方就是补中益气汤加减，补中益气汤原方是人参、黄芪、白术、甘草、陈皮、当归、升麻、柴胡,我没用柴胡,换成了葛根,葛根升阳明胃气。李东垣有一个清暑益气汤,方中不用柴胡用葛根,意在夏天要用葛根升胃中清阳之气。李东垣说夏天用补中益气汤要加麦冬、五味子,因为夏天暑热耗气伤津,麦冬、五味子合太子参益气生津,等于配合了生脉饮。考虑到她舌苔黄腻,内有痰热,所以加薏苡仁、冬瓜子,这是取了苇茎汤中的两味药,这两味药能够化痰湿、清痰热。此案不要光看到正虚的一面,还有邪实的一面,故再加一味茯苓健脾渗湿化痰,茯苓配人参、白术、甘草、陈皮就是五味异功散,五味异功散专门治疗小儿脾虚。她面色萎黄,方中有黄芪、当归,不是当归补血汤也在里面了吗?又考虑到这些补药都偏温,所以再加清热之黄芩。李东垣曰"火与元气不两立",所以他往往以补中益气汤配伍黄芩、黄连,甚至黄柏。有的人要问,这里为什么要用太子参,不用党参呢?因为太子参性偏凉,是偏于补气养阴生津的,而党参偏温,这个孩子舌质红而干,又时值夏天,所以用太子参更为对证。原方是炙甘草,而我用了生甘草,因为生甘草性偏凉。我们学方要融会贯通,要针对具体病证灵活加减,所谓因时因地因人制宜。死方治活病,是大忌!

酸枣仁汤简释

酸枣仁汤,大家在《方剂学》里已经学过。"虚劳虚烦不得眠,酸枣仁汤主之。"实际上仲景的条文很简单,仲景"出证候而不言病理,出方剂而不言药性"。那么这条条文是什么意思呢?就是虚劳病心肝血虚导致了心烦,又由于心烦导致了失眠,该用酸枣仁汤来治疗。酸枣仁汤由酸枣仁、知母、

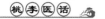

茯苓、甘草、川芎组成，方中酸枣仁味酸入肝，能够补肝血；心烦，所以用知母清热除烦；因为"不得眠"，所以用茯苓安神；又考虑到肝气与肝血的关系，肝血不足则肝气必定不能舒畅条达，所以用川芎条畅肝气；甘草一能调和诸药，二则配茯苓能够补益脾胃，脾胃健旺则气血生化有源，肝血自会充足，这叫"培土荣木"。

但愿世间人无病，何妨架上药生尘

我们浙江杭州有一个美丽的传说，讲许仙和白娘子在断桥相遇，后来他们相爱成家，许仙开了一个中药店。现在要把这个中药店恢复，它有一副对联挂在门边，上联是"但愿世间人无病"，下联是"何妨架上药生尘"。但愿世上的人都不生病，药架上面这些药没有人买，都积了好多灰尘了，自己也无所谓。我觉得这副对联很好，把它记下来了。医生有这样的心态，药店老板有这个心态，那了不起啊！宁可大家不要得病，自己挣不到钱没关系。

健体强身当导引吐纳

我每天早上坚持给自己导引，已经 50 多年了。我 16 岁的时候，买到一本书，叫《床上八段锦》，是山东 80 多岁的谷岱峰老先生写的。他说他在清朝末年考上了举人，但读书太用功，身体就搞垮了。后来就有人教他床上八段锦，每于起床时或临睡前，在床上从头到脚自我按摩一遍。他说从此之后，直到80多岁，都没得过什么病，身体一直很好。我当时在念初中，很感兴趣，我就自己学，自己按摩。我每天早上6点左右起床，自己从手、头、胸腹、腰背、腿，直到脚心，按摩一遍，大概15～20分钟，然后起来刷牙，洗脸，吃饭。我觉得很好啊。不舒服的时候，也要坚持"导引"，自己给自己按摩。

"吐纳"是古人的一种调整呼吸来养生却病的办法，又叫"调息"。古书里都有讲的，我们现代人没有继承下来。就是一呼一吸，对身体有好处。有的老太太，你看她既没有文化，也没有钱，生活过得也很清苦，但身体很好。有个老太太，她活了一百多岁，人家问她："你生活很苦，为什么身体却那么好？"她说："我念六个字，就是南无阿弥陀佛。"这个"南无阿弥陀佛"实际上就是"吐纳"："南无阿弥"是把气吸进去，"陀佛"就是将气吐出来。长期这么念，心里就很安定，身体自然就很好了。

持脉当虚静，脉贵有胃气

说实在的，现在真正研究脉学的中医很少，诊脉好的中医也不多，所以我很遗憾。现在有所谓的科学化，学生学诊脉用什么脉象仪，脉象仪实际上不能替代真人的脉象。2002年以来，我到多所大学去评估本科教学水平，去看实验室。学生学诊脉，都是在仪器上诊察脉搏的跳动。那天我跟上海中医药大学的老校长严世芸在一起，他让我摸摸脉象仪。我说："如果真的是出现这种脉，这个人就要死了。"为什么呢？《内经》里有一篇《脉要精微论》，它就讲这个脉学，是至精至微的，并不是很好学，你必须要在虚静的状态下诊脉，"持脉有道，虚静为保"，就是医生心里头不能有任何的杂念，心要很清静，而且呼吸很调匀的情况下，你才可以诊病人的脉，你才能仔细地分辨他这个脉象是怎样的。如果你自己的心里头有好多杂念，不能清静，自己的呼吸也不是很调匀的时候给人号脉，要号得出病来是不可能的。比如说，你一边给病人诊脉，一边在跟其他人说话，那你这个脉肯定诊不好。脉跟四季气候有关系，春弦、夏洪、秋浮、冬沉。春天脉弦，夏天脉比较洪大，但是，弦也好，洪也好，其中都应有一种雍容和缓之象，弦中带缓，洪中带缓，这才是正常人的脉象，必须要多多体会。所谓的脉象仪，不过是塑料做的手，它没有真人脉象上那种和缓之气，洪脉光是洪，弦脉光是弦，如果真的出现了这样的脉，我说这个人肯定快要死了，因为脉中无胃气，"有胃气则生，无胃气则死"。

我们的同学，比如同住在一个宿舍里的，可以互相诊诊脉。比如现在夏天，脉应该比较洪大，如果此时摸不到洪大脉，脉反而很细、很沉，肯定是脾肾功能有问题，阳气不足。因为夏天比较热，人跟大自然相应，脉也应比较洪大。还有，同学之间也可以互相看看舌苔，同样都是正常人，都在上课，可能他是黄腻苔，他是白腻苔，他是舌质红绛，他是舌边有齿痕，都是不一样的。正常人不等于没有任何毛病，这个可能有湿热，那个脾虚比较重一些，只要你经常看，今后在病人身上再看看，慢慢地，就会积累到经验。

现代科学虽然发达，但还有好多东西弄不清楚，它还达不到这个程度。我们中医，真正是在人身上摸索出来的，通过几千年在人身上的摸索得出的一些医疗经验的总结，并上升为理论。

多诊识脉，屡用达药

南齐的褚澄讲了一句话："多诊识脉，屡用达药。""多诊识脉"，就是要多给病人诊脉，若诊过了十万个人的脉，医者慢慢地心里就有数了。医者不仅要诊出这个脉是什么脉，而且要区别寸、关、尺哪一部的脉出了问题。"屡用达药"，就是当医者经常用某一味药，对这个药的性味、功用或者是毒副作用就慢慢地有所了解。这个药你没有用过，你怎么了解？你用得多了，自然就了解了。在《论语·乡党》篇里，季康子给孔子送药，孔夫子说："丘未达，不敢尝。""我不了解药性，所以不敢吃"，他就拒绝吃药。所以用药就要"屡用"，诊脉就要"多诊"。"切而知之谓之巧"，"巧"就是要多诊脉，熟能生巧啊。

小洞不补，大洞吃苦

现在大家生活条件好，不会穿破的衣服，过去生活条件艰苦的时候，人们大多穿过破旧衣服，都知道"小洞不补，大洞吃苦"的道理。意思是，若小洞不去补，这个衣服、裤子上的洞就会越来越大，就难以补好了。治病也是这个道理。老师在讲《方剂学》的时候，为什么总要把解表剂放在第一章来讲？因为很多病刚开始时都是轻浅的，从表而来的。所以《内经》说："善治者治皮毛，其次治肌肤，其次治筋脉，其次治六腑，其次治五脏。治五脏者，半死半生也。"当病变轻浅的时候，避免病变加重，病邪一旦入于五脏，就麻烦了。入五

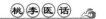

脏即成心脏病、肺病,或肾脏病,严重的肾炎、尿毒症需要每天血透,一个是负担重,再一个也治不好。《内经》里讲得很有道理:"治五脏者,半死半生也。"一旦病情发展到极其严重的地步,医疗条件再好也没有用,尽管调动所有的医疗资源,最终仍可能是死症。所以,在病情轻浅的时候就及时治疗,以免到病情深重时无药可医。

五劳、七伤、六极

"五劳",即五脏之劳,这在《素问》和《灵枢》里都有记载,"久视伤血,久卧伤气,久坐伤肉,久立伤骨,久行伤筋",是"五劳"所伤。"久视伤血",伤的是肝血,因为肝主藏血。"久卧伤气",伤的是肺气,因为肺主气。"久坐伤肉",伤的是脾,因为脾主肌肉,若人久坐不动,肠胃蠕动就会减少,而脾胃功能也就相对减弱了,所以叫"久坐伤肉"。"久立伤骨",伤的是肾,因为肾主骨。"久行伤筋",实质也是伤肝,因为肝主筋。

"七伤"记载于隋巢元方《诸病源候论》中:大饱伤脾,大怒气逆伤肝。大饱往往损伤脾胃,所以不能吃得过饱。现今长寿的人,往往吃得都不多,相反地,拼命大吃大喝的人反而不长寿,也容易罹患高血压、急性脑血管病、糖尿病等,所以叫"大饱伤脾"。"大怒气逆伤肝"是说发脾气则易伤肝。还有"强力举重,久坐湿地伤肾",若力有不及,强举重物,必定伤肾,"久坐湿地"也可伤肾。"形寒饮冷则伤肺",若毫无节制地吃棒冰、喝冷饮、吃冷西瓜,则容易咳嗽,因为肺被寒邪所伤。因此,冷食吃得太多不行,只能少量吃一些。"忧愁思虑伤心"，有的人忧愁思虑，导致晚上失眠，是因为心血耗伤。"风雨寒暑伤形"，外来的风、雨、寒，或者是夏天的暑热，都能损伤形体。"大恐惧不节伤志"，"大恐惧"就是受惊、害怕，"大恐惧"伤了"志"，即伤了肾，因为肾主志。所以我们不能随便吓人，因为人受惊吓是会得病的。

"六极"是：气、血、筋、骨、肌、精之极，这个"极"，是指气、血、筋、骨、肌、精的极度劳损。这种说法也是源自巢元方的《诸病源候论》，巢元方的这部书是很了不起的。

治病当分表里缓急轻重

一般来说，在既有表证又有里证的情况下，应该先治表后治里，但若是里证比较急，比较重，那么就得先治里后治表。还有一种治法叫"表里同治"，我们可以联系《伤寒论》的葛根黄芩黄连汤证，既有发热，又有下利，发热用葛根，下利用黄芩、黄连，再加一味甘草是调和药。这就是既有表证发热，又有肠胃里热下利，所以用葛根黄芩黄连汤。

这三种治法要根据病情的主次和缓急轻重来灵活选用。所以做医生是蛮辛苦的，真的要动脑筋啊！到底什么情况下要先表后里，什么情况下要先里后表，什么情况下要表里同治，得医者自己考虑。所以古人说了这么一句话："医者意也。"有人就攻击中医，"医者意也"，是不是中医治病就凭自己想象。实际上这个"意"是科学的思维，理性的思维，医者要根据古代的哲学思辨方法以及中医的辨证原理来真正用心地去想去思考，而不是随意地选方用药。

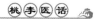

自然疗法

中医讲药食同源，所以食疗很重要，现在称为"自然疗法"。在台北有一本叫《自然疗法》的杂志，是陈紬艺老先生主编的，他在几十年前就编了《大同中医》杂志，后来又编了多年的《自然疗法》杂志。"自然疗法"就是不一定要吃药，而是通过饮食、导引、按摩、吐纳来治病。1800年前张仲景就已讲到"自然疗法"了。《金匮》有云"四肢才觉重滞，即导引、吐纳、针灸、膏摩"，这些都是"自然疗法"。"药食同源"，是一种食疗的方法。比如说糖尿病人吃山药就很好，能降糖、健脾、补肾。还有对糖尿病、高血压，台湾人多吃芭乐（番石榴）。有一次，两个台湾朋友来找我治病，拿来好多芭乐。他们可能看到我有一点肥胖，让我多吃吃芭乐。根据五脏的喜恶来进行护理和食疗，病人不应该吃的东西，就不要给他吃。所以我看到肝火旺的人，就跟他们说："牛羊肉不要吃，鸡肉不要吃！"因为牛羊肉比较热，鸡肉也是动风的，对血压高的人是不利的。鸭肉就比较好，比较凉。这就是一种饮食疗法。我们杭州过去有一位魏长春老先生，是浙江省著名的老中医。他每天早上照镜子看自己的舌苔，如果今天的舌苔比较厚腻，湿比较重，他就叫家里人买冬瓜，买祛湿的蔬菜；如果今天的舌质比较红，说明有热，就叫家人买西红柿，夏天就买西瓜；若今天的舌质比较淡，他又要想办法，比如说用些补气血的食品。他就是通过食疗来纠正自己体内的阴阳，使它平衡。是药三分毒，药总是取它的偏性来纠正疾病，总有一些药对人体是有害处的。

暑热应吃"天生白虎汤"

夏天很热,地上的湿气上蒸,人正好在暑跟湿之间,所以往往既受了暑,又受了湿。"暑能耗气,暑能伤津",到了夏天,人就觉得懒洋洋的,汗出过多,因而耗气伤津。

清代温病学家王孟英就教大家多吃西瓜,称西瓜为"天生白虎汤",白虎汤含石膏、知母、甘草、粳米四个药。白虎汤清热,但夏天受了暑热,并不一定要吃白虎汤,买两个西瓜吃吃,可能暑热就祛了,所以叫"天生白虎汤",这也是药食同源。

 ## 学医不精,不若不学医

很多疾病是由医生造成的,现代医学就讲是医源性疾病、药源性疾病,有的是被医生治坏了,有的是用药用坏了。据国外统计,因医生用药不对而被治死、治坏的病人所占的比例是很高的。所以我们学医就一定要学好。

温病学派有一个重要的医家叫吴鞠通,他学温病就是因为几位家人都是得了温热病后被医生治死的。吴鞠通在《温病条辨》序里有这么一段话,他说:"生民何辜,不死于病而死于医,是有医不若无医也。学医不精,不若不学医也。"所以我希望大家学士读完读硕士,硕士读完再读博士。学医不精,好多病就看不来,就没办法处理,把人治坏、治死了,最后还得打官司,那还不如不学。所以我希望大家学医先立志:要学医就要做"上工","上工治未病",要知晓疾病的传变,知道如何把疾病治好。我从1981年登上讲台讲课,讲了

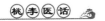

几十年，我给每一届学生都讲这段文字。我们既然学医，就必须要学好，否则就干脆不要学。

学书费纸，学医费人

有一句话说："学书费纸，学医费人。""学书费纸"，学书法要费很多的纸，因为要经常书写。"学医费人"，学医会消耗很多精力、气血。学医的学生很苦，我们学校里的学生有些小毛病让我看看，我诊诊脉，多是细弱的。那么多方剂要背，那么多中药要记，那么多看病的本事要学，包括现代医学要记，现代的药理也要记，望、闻、问、切，视、触、叩、听，什么都要会。学医是苦的，学中医更苦。现在学中医，西医不学又不行，不然人家会说你不懂西医，不会急救。但一个人只有这点精力、这点时间，人家学西医的一天到晚只学西医，我们既要学中医，又要学西医，多辛苦啊！况且中西医又是两种不同的理论体系，需要不同的学习方法。所以我经常为我们的学生呼吁：他们太辛苦，学得太累了。但是既然学了，那还是得要学好。

辨证论治与专方专药相结合

张仲景有好多方剂体现了辨证论治与专病专方专药相结合。像湿重于热的黄疸病，以湿为主，"治湿不利小便非其治也"，用五苓散，加了一味茵陈——治疗黄疸的专药。所以湿重于热而导致的黄疸，可以用茵陈五苓散。茵陈能够利尿，能退黄疸、清湿热，又能疏肝胆之气。如果是热重于湿，那么就要用茵陈蒿汤了。茵陈蒿汤，治湿热相交产生的黄疸，以热为主。茵陈蒿汤就是治疗黄疸病的专方。所以仲景是既辨证论治，又专病专方专药相结合。

专方专药还是很有意思的，对有的病，就非得要拿出一个处方或者一味药来。比如说治疗疟疾，现在一般用青蒿，"青蒿治疟"，是在晋代葛洪的《肘后救卒方》里记载的。我国的药学工作者，他们研究治疗疟疾的处方，然后根据《肘后救卒方》的记载来提取青蒿素。刚开始是用高温提取，提取物的疗效很差。后来他们又仔细看了《肘后救卒方》，书上说青蒿"渍，绞取汁"，说明青蒿不是高温煎煮，而是用水浸泡，然后把汁绞出来吃的。他们这就开悟了：不能用高温提炼，改用低温，最后在60℃以下提炼出了白色的结晶物，这就是青蒿素。现在国际上都用青蒿素治疗疟疾，特别是一些非洲国家，那里的疟疾病比较多。这就是专方专药。

辨证论治和专方专药相结合的这条路应该走下去，这是一条非常正确的路，这样才能真正找到中医一些有效的方药。湿热黄疸，以湿为主，所以"身色如熏黄"，像烟熏一样黄而晦滞，用茵陈五苓散；热重于湿的黄疸则黄而鲜明，身黄如橘子色，那就要用茵陈蒿汤。茵陈五苓散以祛湿为主，茵陈蒿汤以清热为主，但是它们都用了茵陈这味退黄疸的专药。

 肺主一身之气，气化则湿化

我们学了《温病条辨》，里面三仁汤讲到"气化则湿亦化也"。三仁汤用杏仁，我刚学三仁汤的时候不懂，病人又没咳嗽，为何要用杏仁？我以为杏仁是止咳的，实际上好好地去

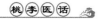

分析一下,杏仁能够开肺气,肺主一身之气,气化则湿化,所以该方用了三个"仁"——上焦用杏仁,中焦用蔻仁,下焦用薏苡仁。所以叫宣上、畅中、渗下,使得湿邪从小便排出去。肺主通调水道,下输膀胱,肺气宣通了,小便就多了,小便多了以后,湿邪就可以排泄出去。

麻黄杏仁薏苡甘草汤可治空调病

麻黄杏仁薏苡甘草汤、麻黄杏仁石膏甘草汤和麻黄汤均只有一味药之差,但作用却不同。麻黄汤辛温解表,治疗外感风寒表实证;麻黄杏仁石膏甘草汤解表清热,治疗肺热气喘,相当于现在的肺炎,以清肺热为主,所以重用石膏;而麻黄杏仁薏苡甘草汤治疗风湿热。仅一味药不同,方剂的作用就发生了变化。根据我个人的看法,麻黄杏仁薏苡甘草汤用来治疗现在的空调病,应该有很好的效果。该方证病机是"汗出当风","久伤取冷",和现在的"空调病"的成因是很一致的。

从"鞕"字谈避讳

"大便坚"的"坚"字,《伤寒论》作"鞕",就是鞭子的鞭去掉中间的单人。这两个字是通的,念"坚,jiān",也有的书上念"硬,yìng",实际上应该念"坚,jiān"。

《伤寒论》从汉到了隋、唐,隋代有个隋文帝,叫杨坚。古代是这样的:皇帝的名字出现这个字,即使音同字不同,这个字你就不能用,这叫避讳,"避尊者讳"。封建社会皇帝是至高无上的,皇帝用了这个字,老百姓就不能用。后世的人,碰到这个"坚"字怎么办呢?就造了一个字出来,就造这个字,就是"鞭"去掉单人,也念"坚,jiān"。山药,古代叫薯蓣。到了唐代,唐代是李家的天下,唐代宗叫李豫,所以薯蓣这个"蓣"就不能说了,避讳改为"薯药";到了宋代,宋英宗叫赵曙,避讳就叫山药。还有玄参,清代出了个康熙皇帝,名叫爱新觉罗·玄烨,那个玄参的"玄",就改写成这个"元"了。这就叫"避尊者讳"。所以我们学中医要懂一些古代的历史。这个是据前人张山雷的考证,张山雷是民国时期著名的医学家,也是一名医学教育家。他很早就在上海创办中医学校,后来又在浙江兰溪创办了中医专门学校。他一辈子搞学问,据他考证,这个"坚"主要是避隋文帝的名讳,所以改成马鞭子的鞭中间去了单人旁。

谈瞑眩

古代有一部书叫《尚书》,《尚书·商书·说命》说:"药弗瞑眩,厥疾弗瘳。"就是说患者吃了药以后,什么反应都没有,如果不会头晕——这个"瞑眩"就是眩晕——病反而不肯好。有的人吃了药可能会有一点反应,反而是药对病了,它产生药理作用了,你不要害怕。有时候有病人打电话给我,说吃了药以后拉肚子了,还有的说吃了药以后觉得有点头晕了,实际上是药对证了。我就跟他们说:"你不要害怕,这是药产生了作用。吃了药如果什么反应都没有,反而不好。"张仲景在《金匮要略》里就说,吃了白术附子汤以后,"其人如冒状,勿怪",这个"冒"就是头晕,像头上戴了顶帽子一样,你不要害怕,不要奇怪。

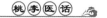

从治太阳中暍的一物瓜蒂汤谈起

感受寒湿的中暍，是由于夏天过饮冷水，或者是汗出后洗冷水澡，水到皮肤里头去了，就造成了发热、身疼、身重。所以要把水湿排出体外，"一物瓜蒂汤主之"。

一物瓜蒂汤只有一味药，就是瓜蒂，也就是甜瓜的蒂。瓜蒂要在瓜青、还没成熟的时候才有药效。瓜蒂是很苦的，煎了以后"顿服"，就是一下子把这个药汤吃了。吃了以后有两个可能：一个可能会吐，瓜蒂是涌吐剂，它可以使水气吐出来；还有一个可能，吃了以后，可以使得汗出。因为瓜蒂本来是涌吐剂，涌吐剂使阳气往上往外越，这样也会产生发汗的作用，所以往往吃了这个药汤以后，病人会出一点汗，出了汗以后，水湿就散掉了，病也就好了。

我给大家讲一个医案，这个医案是《伤寒发微》上的，是曹颖甫先生写的，曹颖甫是民国时期上海的名医。他说：仲师于《金匮》出一物瓜蒂汤，历来注家，不知其效用，予治新北门永兴隆板箱店顾五郎亲试之，时甲子六月也，予甫临，病者卧榻，病者默默不语，身重不能自转侧，诊其脉则微弱，证情略同太阳中暍，独多一呕吐。考其病因，始则饮高粱酒大醉，醉后口渴，继以井水浸香瓜五六枚，猝然晕倒。因念酒性外发，遏以凉水浸瓜，凉气内薄，湿乃并入肌腠。此与伤冷水，水行皮中正复相似。予乃使店友向市中取香瓜蒂四十余枚，煎汤进之，入口不吐。须臾尽一瓯，再索再进，病者即沉沉睡，遍身微汗。追醒而诸恙悉愈矣。

以上是曹颖甫先生用瓜蒂汤治疗病人之后写下的一段体会。我个人认为：瓜蒂汤可以致吐，但是有的病人也不一定吐，却往往会发汗。因为瓜蒂是涌吐药，涌吐药的药性是向上的、向外的，使得阳气往外发越，就有发汗的作用，从而使寒湿离开人体。

我们也可以联想到另一个方剂，叫香薷饮，又叫香薷散，是由香薷、厚朴、扁豆组成。这是《太平惠民和剂局方》里的一个处方，它主要治疗夏天吃了冷的东西而造成的暑病，但是不叫中热，也不叫中暍，而叫阴暑。暑有阳暑、阴暑。所谓阳暑，就是在太阳底下拼命干活，受了热出现白虎加人参汤证：汗大出，口大渴，身大热，又由于汗出多，耗气伤津导致这个人怕冷；脉洪大但按上去是无力的，称为芤脉，这个是阳暑。还有阴暑，就是夏天暑热主气，但是他条件比较好，没有在太阳底下干活，没有去劳动，而是乘凉，吹空调，又吃很多冷的东西。寒主收引，毛孔受了寒气以后收缩了，收缩以后汗不出，就出现发热、恶寒。再加上吃进去太多冷的东西，他胃里就难过，要呕吐、腹泻。这个时候就要用到香薷，香薷是"夏月之麻黄"，可以发散。配伍厚朴、扁豆以和中止呕。

我们由此也看到医学在不断地发展，在仲景的时代，他就提到由于夏天吃了冷的东西，或者是洗澡，水到了皮肤里，就要得病，他说这是太阳中暍。而到宋代以后，就叫阴暑，提出来用香薷，香薷是"夏月之麻黄"。《局方》还有一个藿香正气散，藿香正气散也是夏天用的，用于夏天外感风寒、内兼食滞之证。藿香、紫苏叶，都是辛温、发散的，让病人出点汗解表散风寒。胃里难受，又腹泻，所以用厚朴、陈皮、茯苓、大腹皮这类药物，芳香化湿理气。这实际上也说明医学在不断地发展。仲景在汉代就提出夏天感受寒湿而引起的中暍，是相当了不起的。仲景开创了中医理法方药、辨证论治这条道路，所以我们到现在还要学习他。

古之一两，今之一钱（约3g）

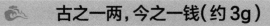

张仲景是东汉人，当时的一两相当于现在的一钱，这是李时珍讲的。明代李时珍写《本草纲目》的时候，距离现在约四百年，李时珍做过一番考证，他说"古之一两，今用一钱可也"，张仲景书上的一两，相当于现在的一钱。张仲景的桂枝汤：桂枝三两，芍药三两，甘草二两，生姜三两，大枣十二枚。桂枝三两，相当于现在的桂枝三钱。我们现在开处方，不要因为《伤寒论》里记载桂枝用量为三两，你也开三两；小柴胡汤中用柴胡半斤，你也开半斤，这种剂量可是会吃坏人的！那时候的度量衡跟现在确实是不同的。

民国有一位伟大的文学家兼革命家，叫章太炎。据太炎先生考证，东汉时期之一两等于现在之一钱。太炎先生主要是研究古文字学的，他的考证亦是如此。所以我们现在不要盲目按照古书上所记载的剂量，而是应该遵循现在《中药学》的常用剂量，不要用得太多。至于具体要用多少，需要在临床实习和跟师过程中，包括在今后自己看病的时候慢慢进行摸索。

在剂量的度量单位方面，祖国大陆都是用克，而台湾则是用钱。祖国大陆的一斤，是500g，台湾的一斤是600g，还是不同的。同样的一钱，祖国大陆的一钱，我们开3g，台湾按600g一斤来算，一钱就是3g多将近4g，所以有所不同。

台湾度量衡制是延续明、清的，我是怎么知道的呢？2000年9月我第一次到台湾参访，到了高雄市，当地有一个高雄餐饮学院，在台湾略有名气。学校里有一个陈列馆，其中有历代度量衡的表，从后汉到唐、宋、元、明、清、民国的度

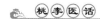

量衡都记载得很清楚，明、清一斤折合现在的597g，现在台湾一斤折合为600g。

 ## 仲景集"三代以前之遗方"

在周朝已经对医生进行了分类。有"疾医"，是给人治病的；有"兽医"，是给动物治病的；有"食医"，即现在的营养师；也有"疡医"，相当于现在的外科医生。这在《周礼》已经有了记载，可见中国医学发展得相当早。张仲景的《伤寒杂病论》实际上不完全是他自己的经验，仲景是总结了汉以前我国人民治疗疾病的经验。所以徐灵胎说张仲景集"三代以前之遗方"，这个三代就是指夏、商、周。三代以前遗留下来的处方，是张仲景把它们总结归纳起来了，并不是说张仲景一个人发明了如此多辨证论治的方法以及治疗的处方，当然《伤寒杂病论》有张仲景自己的东西，但是也有好多张仲景之前的医家留下的经验。

据说商朝有一位伊尹，原先是个奴隶，在厨房里做饭的，后来他得志了，当上了商朝的丞相。伊尹就是著《汤液经》的，其中记载的就是治病的方法及汤液。相传《伤寒论》第一方——桂枝汤，就是伊尹所作。因为伊尹是在厨房里烧饭做菜的，而这五味药，即桂枝、芍药、甘草、生姜及红枣，全是厨房里的调料，伊尹就是把这几味调料合在一起组成了桂枝汤，所以也叫药食同源。

中医方剂从单味药到复方，都是医生慢慢地从人身上摸索出来的。包括我们这些医生，到现在也有点经验了，实际上我们也是在好多好多的人身上试呀，这个方到底有效无

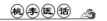

效？对不对？都是几千年来在人身上试下来的，所以它有效就是有效。比如说"金匮肾气丸"，治疗肾阳虚的病，确实有效，能针对肾阳不足、肾气虚弱的病而起作用。

 谈癥瘕

癥瘕是个统称，就是腹中的结块，比如说肝硬化，肝摸上去很硬，脾肿大，脾摸上去很大，包括肝癌，也是肝摸上去很硬，均可称作癥瘕。癥瘕，分开来讲，癥和瘕还不一样，癥是血积造成的，而瘕是气聚造成的，所以有的书上又叫积聚。肝肿大、肝硬化、脾肿大这些，按照中医理论而言实际上就是血瘀，血瘀血积到一定程度成为硬块则叫癥。而聚，是气聚，比如说有的人跑来，他说我肚子里像是有个包块，但这个包块是不固定的，一会在这个地方，一会又在另一个地方，这不是真的有瘀血积蓄，而是由于气机不畅所形成的一个气块。癥，应读作"真"，而瘕则可读作"假"，癥是真的长了东西，真长东西这就很麻烦，病情最轻浅的就是脾肿大，脾肿大还没有生命危险。再严重点，比如说肝癌，这也是属于"癥"的范围。瘕，不要紧的，是假的，没有问题。比如心情不舒畅，特别是女性朋友常有这种情况，说自己肚子里有个东西，一会跑到这里，一会跑到那里，这是气郁造成的。只要给她理气之品如木香、香附、乌药、沉香等，把气机疏通了就没有问题。癥是血积，瘕是气聚，所以癥要活血化瘀、软坚散结，而聚则从疏理气机着手。

谈鳖甲煎丸

鳖甲煎丸由很多药组成，是个很大的方，而且包含了很多虫类药，一般要开汤剂是不可能的，因此只有买成药。鳖甲煎丸里有鳖甲软坚散结；乌扇就是射干，能够清热、去水；黄芩、柴胡、半夏和人参，相当于小柴胡汤的意思，有黄芩与柴胡这两味药，就说明这个病有往来寒热，时间久了，变成疟母，所以用和解的药；鼠妇就是地虱，这是一种活血化瘀、通经脉的虫类药，但鼠妇喜欢钻泥土里，不太好找；干姜、芍药、桂枝三味药，包含着桂枝汤的方义，其中桂枝和芍药能调和营卫；葶苈、石韦和瞿麦能祛水邪；厚朴理气；丹皮活血；紫葳，又叫凌霄花，有清热活血的作用；䗪虫就是地鳖虫，能活血化瘀；阿胶养血；蜂窠，则具有软坚散结的作用；赤硝又称为硝石，它能清热泻下、软坚散结；蜣螂就是蜣螂虫，也能软坚散结；桃仁、大黄活血化瘀。以上药味很多，共23味药，其中包含了桂枝汤的桂枝、芍药；小柴胡汤的柴胡、半夏、黄芩、人参；承气汤的大黄、厚朴；下瘀血汤的大黄、䗪虫、桃仁；桂枝茯苓丸的桂枝、赤芍、丹皮、桃仁，是治疗妇女癥病的。所以在这个方里，包含了调营卫、和少阳、清热泻下及活血化瘀等作用。在此基础上，再加上虫类药如鼠妇、䗪虫、蜂窠及蜣螂虫等，这些虫类药主要起了祛瘀的作用，能够把瘀血从经络中搜剔出去。另外，再加补气血的药如人参、阿胶等，最终使得癥瘕消散。

鳖甲煎丸是一个消导剂，属八法中的消法。为什么叫鳖甲煎丸呢？因为这个丸药的制作方法很特殊，我们学了那么多的方剂，包括《伤寒论》的方剂，没有一个方剂的制法是像这个方的。它是取煅灶下灰一斗，这种灰是打铁得来的。我

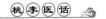

们看铁匠师傅打铁的时候，铁屑会伴随火花从灶上掉下来，把这种灰收集起来，然后用清酒一斛五斗浸渍，这分量比铁灰多了十五倍。清酒就是澄清的米酒，用这种清酒浸灶下灰，灶下灰会吸走约一半的酒，然后把鳖甲放到酒里一起煮，要煮得很烂，直到如胶似漆的地步，把它绞取汁以后再加入诸药再煎，煎到很黏稠，再做成丸药，所以叫鳖甲煎丸。鳖甲煎丸是指它炮制的方法，做药丸的方法。鳖甲这样的煎法，丸这样的做法，才叫鳖甲煎丸。做成的丸很小，就如梧桐子般大。

仲景书中的"心"即胃

仲景书上写的"心"实际上就是现在的"胃"，张仲景那个时代有那个时代的说法，我们不能按照现在的说法来理解。我们再复习一下张仲景治疗肠胃不和的一个方——半夏泻心汤，半夏泻心汤治疗心下痞满不舒，这里所说的心，实际上就是胃，是指胃中不舒服。泻心实际上就是泻胃。直到现在老百姓讲话也是这样，所谓"吃点心"，实际上都是吃到胃里去了。仲景时代讲的心就是现在的胃，"空心服"，就是空腹吃。

谈牝疟

《金匮要略》记载"疟多寒者，名曰牝疟"，这里的"牝疟"，在赵开美本作"牡疟"，这个"牡"字其实是错误的。今据《外台秘要》卷五引仲景《伤寒论》的原文，作"牝疟"，把它改正过来。牝和牡古代指雌雄两性，牝是雌的，牡是雄的。汉朝的时候，有一位叫毛亨的人，写了一本《训诂传》，其内容是解释一些字在古代的意思。据此书记载："飞曰雌雄，走曰牝牡。"飞的叫雌雄，如麻雀，能在天上飞，其中按性别又可分为雄性与雌性的麻雀。走的叫牝牡，牝牡在古代也是指雌雄两个性别。譬如老鼠，这是行走的动物。因此，雄鼠屎，在《千金要方》和《外台秘要》里写的是牡鼠屎。老鼠屎也是一味中药，能够活血祛湿，但它一定要是雄鼠屎，雌鼠屎不能入药。如何知道这老鼠屎是雄鼠还是雌鼠排出来的呢？这可从老鼠屎的形状来鉴别。雄鼠屎又叫两头尖，因为其两头是尖的，雌鼠屎相对来说，其两头就比较圆。在叶天士的《临证指南医案》里，两头尖者被用以活血化瘀。

为什么叫牝疟呢？因为疟多寒者，寒属于阴，而牝也属于阴，所以阴寒表现较突出的疟疾名曰牝疟。赵本作牡疟，估计就是在抄写的时候，由于字形相近，抄错了，毕竟这两个字的字形相差不多。依照《外台秘要》引仲景《伤寒论》的原文，应该把这个字改过来。吴昆《医方考》说："牝，阴也，无阳之名。"所以多寒的称为牝疟。《金匮要略》讲到的疟疾都是以热为主，但热不寒者有瘅疟，有温疟。"疟多寒者"，就是怕冷的意思，患者的热不甚，以怕冷为主，寒多热少，这种疟就叫牝疟。主要是由于素体阳虚，再加上饮邪阻遏阳气，使得患者出现寒多热少的表现。

岳美中用白虎加桂枝汤治疗温疟

岳美中先生是我国著名的中医学泰斗，他是 1900 年生人，1982 年 5 月 12 日去世的。我是岳老的学生，所以对岳老比较了解。岳老医术高明，而且专门用经方治病。他能把《伤寒论》和《金匮要略》两本书全都背下来。到了老年，每年他都要抽一个月时间把《伤寒论》和《金匮要略》从头到尾地再学一遍，他觉得每学一遍就有新的心得体会。他曾经跟我说，能把《伤寒论》和《金匮要略》学好就很不错了。这说明他对这两部经典特别重视，当然他也会研读其他医书。

1962 年，印度尼西亚总统苏加诺得了石淋，左肾功能丧失了，外国医生建议摘除肾脏，但是总统不同意。后来周恩来总理就派岳美中到印度尼西亚给苏加诺治病。结果岳老用四个月把这个病治好了，左肾功能恢复正常，苏加诺给岳老授予了勋章。

关于岳老行医经验的有几本书，包括《岳美中医案集》《岳美中医话集》《岳美中论医集》及《岳美中老中医治疗老年病的经验》，这 4 本书已经合在一起，并且在 1999 年于台湾出版了。岳老书中记载有患疟疾的一个女孩子，其他医生用柴胡剂无效，她的脉象洪滑，洪滑说明有热，她疟疾发作的时候，热多寒少，而且兼有汗大出、恶风、烦渴而喜饮等表现。岳美中先生认为这个病是温疟。脉洪滑，烦渴而喜饮，就是白虎汤证，而汗出恶风则符合桂枝汤证，所以就用白虎加桂枝汤。病人虽然没有骨节疼烦，但有汗出恶风，因为每个人的临床症状都不一样，不可能全都符合书上所写，所以医生要辨证。白虎加桂枝汤原方，吃了一剂后就病愈大半，吃了两剂疟疾就好了。岳老说有些人相信柴胡剂或者其他治疟疾的特效药，却不知道灵活掌握，就失去了辨证论治的核心规律。岳老还说，医者在治病时还是要靠临床辨证，当病人有白虎汤证时就用白虎汤，有桂枝汤证时则用桂枝汤。这个病人有汗出恶风，所以加桂枝，张仲景的条文里还有"骨节

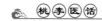

疼烦"加桂枝。用桂枝汤,一般来说就应该有桂枝汤证出现:发热,恶风,汗出,脉浮;用麻黄汤就应该有麻黄汤证出现:发热,恶寒,无汗,头痛,身痛,骨节疼,气喘。所以叫"有是证则有是方,有是方则有是药",这样方和证能够真正对得起来,才能有效。

 ## 谈中风病

张仲景第一个提出了中风病有中脏腑和中经络之分。中经络,病较轻浅;中脏腑,病较严重。中经络又有中经和中络之分,"邪在于络,肌肤不仁",风邪中于络脉,营气不能运行于肌表,所以出现肌肤麻木不仁,只要疏散风邪就可以。"邪在于经,即重不胜",风邪中于经脉,血气不能运行于肢体,所以出现肢体沉重。"邪入于腑,即不识人",邪气入腑,则昏不识人,甚至连家人、朋友都不认识。"邪入于脏,舌即难言,口吐涎",邪入于脏最为严重,不能说话,口吐痰涎。舌为心之苗,心开窍于舌,"舌即难言",即心受损。心藏神,"得神者昌,失神者亡",心受损则为难治。脾不摄液,所以"口吐涎",说明后天之本亦伤。

后世医家对中风病的认识有所发展,其中较著名的有:金元四大家之一的刘河间,他提出"五志化火",就是五脏情志过极化火,所以情志要有所控制,不能太过。我见过一个中学校长,本来就患有高血压,有一天为了学校的事不高兴,把教导主任叫来训话,拍桌瞪眼,大发雷霆,突然就从椅子上滑下去,后来半身不遂了。

张景岳提出"非风说",他认为中风的病因不是外来的风邪，而是内伤发展到一定的程度导致的。就像这几天台风很大，为什么长庚大学的房子没有被刮倒？因为长庚大学的房子结实。一些不结实的房子就倒塌了，因为它本身的结构就不牢固。人也是一样的，为什么老人容易中风，年轻人就不会呢？因为年轻人气血旺盛，而老人身体慢慢在衰退，阴血不足到了一定的程度，突然一下子就像房子一样倒塌了。有些人在中风前身体就有病了，但是还在拼命地工作、赚钱，一旦"病来如山倒"就后悔莫及了。所以人平时要多加保养，特别是人到中年，每年都应该去体检一次，平时有个头晕脑涨的，也不要不当回事，应该量个血压，适当休息休息。

到了清代，叶天士提出"阳化内风"说，叶天士是个了不起的人物，我们讲的温病大部分是叶天士的东西，他一生忙于诊务，著作不多，有《外感温热篇》和《临证指南医案》。《临证指南医案》是由他的学生在他去世之后收集他的医案整理而成；《外感温热篇》是叶天士在去洞庭山的船里口授，由他的学生顾景文记录下来的。吴鞠通选取叶氏的一些好医案，编成了《温病条辨》。所以《温病条辨》里的方有很多都是叶天士的，比如银翘散，叶天士只是拟定了方剂，没有定方名，而吴鞠通给他加上了方名。叶天士对仲景的书很有研究并加以发挥。叶天士认为中风是由于肝阳上亢、肝风内动所致，即"阳化内风"说。

叶天士对于肝阳上亢、阳亢动风引起的眩晕、抽搐等症有其独到的用药见解："介以潜之，酸以收之，厚味以填之。""介以潜之"，就是用牡蛎、石决明、鳖甲、龟甲等介类药物来平肝潜阳；"酸以收之"，就是用五味子、山萸肉等味酸的药物来补养肝阴，并且起到收敛的作用，使得肝阳不至上亢；"厚味以填之"，就是用大熟地、阿胶等味厚、滋腻的药来补养肝肾之阴。

到了民国时期,张锡纯提出"内中风",认为"风自内生,非风自外来也"。他治疗"内中风"的著名方剂是镇肝熄风汤,方中重用牛膝、代赭石各一两,牛膝补养肝肾,引血下行,代赭石平肝潜阳;玄参、天冬、龟甲、芍药补养肾阴,涵养肝木;龙骨、牡蛎潜阳镇逆;又考虑到肝为将军之官,性喜条达,不能一味地镇肝,所以用了茵陈、川楝子、大麦芽疏肝泄热、条达肝气;再加甘草,甘以缓肝急,且可调和诸药。以上都是历代医家在仲景的基础上对中风学说的发挥。

血虚生风可用四物汤

血虚生风引起的瘙痒、瘾疹,可以用四物汤来治疗,就是"地、芍、归、芎"。我在临床上一般"地"用生地,"芍"用赤芍,因为血虚生风,风生热,而生地和赤芍能够凉血清热;当归和川芎性温,剂量相对应小一点。还可以加上养血的生首乌,生首乌对于皮肤瘙痒有相当好的疗效,以及祛风的荆芥、防风、蝉蜕、白蒺藜等。

反佐

什么叫反佐?就是选用与君药性味相反,而在治疗中起到相成作用的药物。比如左金丸,黄连配吴茱萸,黄连是苦寒清热的,吴茱萸是温热的,但用少量的吴茱萸能够使黄连苦寒而不至于伤胃。而且吴茱萸除了入胃经,还能入肝经,能够散郁,用于肝火犯胃引起的胃痛、呕吐等效果非常好。

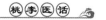

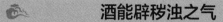
酒能辟秽浊之气

　　明代江瓘的《名医类案》里收载了明以前许多好的医案，其中一则就说到，有三个人骑马穿过一片树林，里面瘴气缭绕，阴森潮湿，脚下的树叶都在腐烂，他们出来后一个人没事，另一人生病了，还有一人不久就死了。原来他们进去之前，死了的那个人空着肚子，他的抵抗力就差；生病的那个人吃了饭；而没事的那个不仅吃了饭还喝了酒。酒能辟秽，秽就是指秽浊之气，所以有时候适当的喝些酒是有一定作用的。古人的医案很有意思。

知母能下水消肿

　　《神农本草经》是一本很了不起的本草学文献，里面有很多记载都与众不同。它记载了知母能够下水消肿，治疗肢体水肿。《中药学》教材上并没有提到这个功效，所以我们要多看古书，古书是古圣人之作。

　　古人是相当了不起的。汉代的张衡发明了地震仪，你说多了不起！地震仪上每条龙衔着一颗珠子，什么地方有地震，相应方位上的珠子就会掉到蛤蟆的嘴里。开始大家不相信，有一次珠子掉下来了，没多久，珠子相应的方位就传来了地震的消息。诸葛亮发明的木牛流马就是机器人，只不过是用木头做的，用来运送粮草。这些都是有记载的。

自强不息，厚德载物

脾属土，万物土中生，万物土中灭。《易经》是中国最早的一部哲学书，里面所说的乾坤就是天地，就是阴阳。《易经》的前两个卦就是乾卦和坤卦，《易经》开篇就讲到"天行健，君子以自强不息；地势坤，君子以厚德载物"，天体的运动是永远健运，品德高尚的人要像天体一样永远自强不息，努力精进；地与天相对，属阴为坤，地即是土，土德最厚，能够包容万物。健脾即是培土，可以治疗许多疾病。所以说补益脾肾是治疗虚劳的大法。

清华大学的校训就是"自强不息，厚德载物"八个字，学生在学业上要自强不息，在品德上要厚德载物，包容一切。一个人肚量要大，要团结人，如果心量小，一切以自我为中心，将来一定没有什么作为。

阴寒精自出，酸削不能行

在《素问·阴阳应象大论》中讲到有些人"能冬不能夏"，"能"通"耐"，就是指阴虚内热的人冬天感觉尚好，到了夏天就不太平了。我这个人也是阴虚内热的体质，到了夏天就受不了。台北桃园这里还比较凉快，杭州有时候气温高达38～39℃，真是受不了，但到冬天气温再冷我也能耐受。而阳虚的人，或者阴损及阳的人往往会出现《金匮要略》血痹虚劳病篇所谓的"阴寒精自出，酸削不能行"，"阴寒"指前阴寒冷，"精自出"指精液自出，就是滑精；肾藏精主骨，精失则肾虚

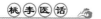

而骨弱，故两腿酸痛消瘦，不能行走。这就是《难经》所谓"损于骨，骨痿不能起于床"。肾主骨生髓，肾虚骨损髓涸，不能起床行走而成为痿证，称为骨痿。

《封神榜》里有一个小故事：商纣王被妲己迷惑之后，就不务朝政，整天寻欢作乐，还劳民伤财建造了一座很华丽的鹿台。有一天，纣王和妲己在鹿台上看风景，远远看到有个老头在护城河边想过河，但时间未到，城门还没开，吊桥还没放下，老头就只好赤脚在河水中走过来。后来又来了个年轻人，也想过河，但他怕冷，就不敢下水过河。妲己就对纣王说：你不要看他年轻，他的骨髓已经枯涸了，所以他怕冷不敢过河，而老头的骨髓却很充足，所以他能过河。纣王说：哪有这个话。妲己说：你不相信就把他们的骨头锯开来看。纣王是个暴君，他真的就令人把这两个人的骨头锯开来，果然如妲己所言。所以说肾阳虚会出现"阴寒精自出，酸削不能行"。

补阴之虚，可以生气，助阳之弱，可以化水

肾气丸我们在《方剂学》中已经学过，关键要掌握药物的剂量配比："地八山山四，丹苓泽泻三。"即熟地八钱，山药、山茱萸各四钱，丹皮、茯苓、泽泻各三钱，附子、桂枝各一钱。很多书中都说肾气丸是温补肾阳的，实际上它是温肾化气利小便的。"善补阳者，必于阴中求阳，使阳得阴助而生化无穷。"阴阳互为根本，肾阳是肾的功能动力，而肾阴是肾的物质基础，首先要肾阴充足，肾阳才能很好地发挥作

用。所以肾气丸的前六味药其实就是宋代钱乙在《小儿药证直诀》中治疗小儿肾阴不足的六味地黄丸。肾气丸在补肾阴的基础上少量地加了桂枝、附子温肾阳，这就是《内经》所说的"少火生气"，即少量温热的药物或饮食能补养人体的元气。但"壮火食气"，大量温燥的药物或饮食反能消耗人体的元气。就像春天和煦的阳光使人觉得舒适，夏天阳光猛烈反而使人伤津耗气。所以肾气丸的配伍体现了《内经》的学术思想。

另外，肾气丸在补肾的同时不忘利水，因为肾主藏精，肾主水液，肾精固然要补，所以用了熟地、山药、山茱萸；肾中的浊水也要排出体外，所以用了茯苓、泽泻；为什么要用丹皮呢？因为肝肾同居于下焦，肾阳虚要用熟地、山茱萸、桂枝、附子来温肾阳，但肝中藏有相火，过于温补会助肝火，所以用了丹皮以清肝火。我过去学医的时候看过清代著名医家张聿青的医案，就讲到"肾宜温而肝宜凉"，所以临床上我们在温肾的同时不要忘记清肝。

我们再来学一下《金匮要略心典》："下焦之分，少阴主之，少阴虽为阴脏，而中有元阳，所以温经脏，行阴阳，司开阖者也。虚劳之人，损伤少阴肾气，是以腰痛，少腹拘急，小便不利，程氏所谓肾间动气已损者是矣。八味肾气丸补阴之虚，可以生气，助阳之弱，可以化水，乃补下治下之良剂也。""补阴之虚"，阴精充足了自然能够化生阳气；桂、附"助阳之弱"，使虚弱的肾阳振奋起来，从而排出肾中浊水。"补阴之虚，可以生气，助阳之弱，可以化水"，这十六个字点出了肾气丸的真正作用。

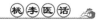

多读书，多临证

1976年我遇到一位30多岁的女病人，她当时的症状就是肚子胀，吃不下东西，月经很久不来了。我当时年纪轻，缺乏经验，没有考虑到瘀血为患可用大黄䗪虫丸治疗，只认为是气滞引起的，用了理气药，少量地加了一些活血药。治疗了一两次疗效不明显，病人也就不来了。后来我仔细地考虑了，当初是学问不到家，没有把《金匮》的条文学好，没有想到"腹满不能饮食"是"内有干血"引起的。所以做医生要不断地看书，遇到治不好的病要反复地考虑，甚至于过了十年、二十年还是要不断地去思考。治不好病说明本领不到家，就要提高本领。怎么提高本领？两个办法：读书和临床。做医生就是要多读书，多临证，两者缺一不可。光看病，不能提高本领；光读书，没有实践经验，也不能提高本领。所以做医生是很苦的，需要全身心地付出。

读经读注，经注并参

我主张要读古书，因为古人对于经典有好多很有见地的解释，我们现在的书呀，有的讲了一大堆的话，但是没有把问题讲清楚。我们现在多多的反不如古人少少的。所以要学好中医，还是要看古书，特别是好的注本，好的医案。"读经读注，经注并参"，这个"经"就是经方、经典著作，"注"就是后世注家对经的注解，而且要经注合参，经和注相互参考，这样才能更好地理解、领会经典的意思。

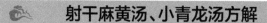 射干麻黄汤、小青龙汤方解

　　射干麻黄汤的组成与小青龙汤的组成有些相似。射干麻黄汤与小青龙汤都用麻黄，但小青龙汤是麻黄配桂枝增强发汗解表之力，射干麻黄汤是麻黄配射干，射干能够消痰开结，使结在咽喉里的痰消散。小青龙汤里还有半夏、干姜、细辛、五味子，小青龙汤证有水饮，所以用半夏祛痰，干姜、细辛温肺化饮，五味子收敛止咳。在一般情况下，咳嗽有痰不能用五味子，但是配了干姜、细辛这些温散的药，就可以用五味子，因为过分的辛散会耗伤肺气，所以配五味子收敛肺气，所谓一散一收。射干麻黄汤没有用干姜，而是用了生姜，变成了生姜、半夏、细辛、五味子，能温肺散寒、化饮止咳，说明有痰饮在体内。因为气往上逆，哮喘比较严重，所以才加了款冬花和紫菀，款冬花和紫菀能够平喘下气化痰，而且有温肺的作用。再有一味大枣，大枣配生姜，调和营卫，同时兼有调和诸药的作用。

　　小青龙汤注重发汗，表证比较严重者适用；射干麻黄汤注重平喘，发热不一定很高，主要是哮喘，咳而上气，喉咙里有痰，"喉中水鸡声"即喉中有痰鸣的声音。射干麻黄汤对于"喉中水鸡声"确有很好的疗效。我在二十多岁时曾经治疗过一个病人，他就是喉中水鸡声，且喉中痰很多，我开了射干麻黄汤，病人吃了三剂药，马上就好起来了，可见此方的疗效还是很好的。

曹颖甫亲试皂荚丸

曹颖甫先生曾经亲身服用过《金匮》皂荚丸，他在《经方实验录》中记载："余尝自病痰饮，喘咳吐浊，痛连胸胁，以皂荚大者四枚炙末，盛碗中，调赤砂糖，间日一服。"即把大的皂荚四枚，炙过，研成末，放在碗里，调一点砂糖，类似于红枣的意思，不致伤胃，隔一天吃一次。"连服四次，下利日二三度，痰涎与粪俱下，有时竟全是痰液。病愈后，体亦大亏，于是知皂荚之攻消甚猛，全赖枣膏调剂也。"他自己吃了这个药，才知道皂荚的攻邪之力相当猛烈，须靠枣膏调配服用。如果光用皂荚，身体就容易受伤。"夫甘遂之破水饮，葶苈之泻痈胀，与皂荚之消胶痰，可称鼎足而三。惟近人不察，恒视若鸩毒，弃良药而不用，伊谁之过欤？"世人不经研究就把甘遂、葶苈子、皂荚当作毒药弃用，同时也就丢弃了他们优良的药用价值，这是谁的错误呢？曹氏发表了自己的感叹。真正的大病，有时候正确使用副作用很猛烈的药物反而能治好。如果不敢用这些药物，疾病也就很难治好。

谈麦门冬汤

《金匮》麦门冬汤，历代的医家都认为是治疗肺痿的一个处方。因为肺痿是肺的津液损伤而导致了肺热叶焦之证。麦门冬汤从根本上补肺津，清肺热，所以重用麦冬。但病人在临床上又有浊唾涎沫，有很黏的痰涎，故用半夏祛痰，但半夏剂量用得很少，原书中剂量配比是七比一，就是麦冬七升，半夏一升。现在用药基本上是按照《中药学》的常用量，但无论如何也是麦冬要多用，半夏要少用，麦冬要用五钱以上，半夏用一钱半或二钱。因为半夏多用的话整个方就变成温性，只有大量的麦冬配少量的半夏，方才是偏凉的。因为考虑到肺痿是个虚证，"虚者补其母"，补母就是要补脾胃，脾胃之气充足以后，肺气与肺津才能得到很好的恢复，所以配人参、甘草、粳米、大枣。这个方剂是专门治疗肺痿属于虚热的。患者唾涎沫不止，咽喉干燥而咳，所谓"咽喉不利"，就是指咽喉非常干燥。

下面讲一个医案，是我 1982 年发表的。患者是我的外祖母，在 1981 年时已经 75 岁，如今她已经去世了。她人比较消瘦，体质比较虚弱，一向比较怕冷，也不能多干活，稍微受点外感就容易发热、咳嗽，稍微有点劳累则必定气喘、息促。那一次她因为外感发热咳嗽，没有及时治疗，拖了半个月有余，后来虽然外邪没有了，但是口干咽燥，气喘，呼吸比较急促，咳嗽比较频繁，咳出大量白色的涎沫，非常黏稠，面色萎黄，口淡无味，吃不下饭，精神疲惫，卧床不起，脉虚缓，舌质淡红少苔。此属肺痿之证，气阴两伤，所以就用《金匮要略》麦门冬汤培土生金，把上逆的肺气降下去，用麦门冬汤的原方加了一味茯苓，因为茯苓可以化痰，也可以健脾，吃了三剂以后，饮食增加，口干咳嗽也有好转，能够起床活动，但是面色仍萎黄，脉缓，右关脉虚大，舌苔薄而干。右关属脾胃，土尚不能生金，所以我认为是脾气大虚，胃阴亦伤。在原方基础上加山药益气养阴，再加黄芪补脾胃之气。吃了七剂以后，症状消除，并能操持家务。

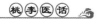

唐以前桂枝和肉桂没有区分

唐代以前桂枝跟肉桂两味药是没有区分的。唐代《新修本草》专门有记载："小枝皮，肉多半卷，中必皱起，味辛美，一名肉桂，一名桂枝，一名桂心。"桂枝就是用肉桂的小的嫩的树枝的皮，又叫肉桂，又叫桂心，实际上都是一个药。古代没有分，后世才给它们分开，有桂枝，有肉桂。所以张仲景《伤寒论》中有"更加桂二两也"，可更加桂枝或肉桂二两。现在一般认为肉桂温肾阳的作用好一些，故而现在的肾气丸多用肉桂，但是古代用桂枝。所以《金匮》原书是用桂枝一两，没有说用肉桂一两的，没有这个版本，古书就是这样。

岳美中用桂枝加桂汤治奔豚气

岳美中是国内中医界的泰斗，他的故乡在河北唐山。1973年，岳老故乡老友娄某的妻子，70岁，患呕吐腹痛1年多，远道到北京找岳老看病。岳美中先生当时在中国中医研究院，问她病情，腹痛有发作性，先是呕吐，随即在少腹部结成瘕块，而且伴有疼痛，当肿块慢慢变大时，疼痛也会慢慢加重——岳老说这里的瘕块是假的，是气聚而成，而不是瘀血——同时气从少腹上冲到心下，苦闷欲死，随即冲气又慢慢地降下去，疼痛也减轻，块也慢慢消失。痛止块消后好像正常人一样。这些症状，就是中医所谓的奔豚气。奔豚气讲气好像小猪往上奔突上冲的症状。《金匮要略》讲奔豚得之于惊发，就是惊恐刺激的意思，凡是精神的刺激都属于这个范畴。患者女儿突然亡故，白发人送黑发人，悲伤过甚，情志不舒，故得此病。岳老给她用张仲景的桂枝加桂汤，说明病人还是有阳虚的情况，症状上没有写她的舌苔。桂枝加桂汤，桂枝原方应该是五两，按照现代折算当用五钱，一钱等于3g，即桂枝15g。其他药物按照桂枝汤里的剂量折算，一天一剂，水煎温服，吃了十四剂，奔豚气大为减轻，肚子里有点响，呕过一次，因为呕吐，所以按原方加半夏、生姜和胃降逆止呕。再吃10剂以后，心下微微有点痛，头也有点痛，大便比较干，此时左关脉弦，是肝胃之气上冲，于是再给她用温补脾胃的理中汤，加肉桂、吴茱萸以散肝寒、降逆气，吃了以后病就好了。

岳老在此病案后有个按语："桂枝汤原本治太阳中风，汗出，发热，恶风证。而仅加桂枝量后，则治奔豚气，因此医生在处方用量上岂可掉以轻心。"岳老说一个方剂，药量一变，就成了另一个方，所治的病也就不一样了，所以医生处方时对每一味药的剂量都不能掉以轻心。

治心何日能忘我，操术随时可误人

我是北京中医学院第一届研究生毕业的，我当时报考岳美中先生的研究生。我在1978年7月第一次到北京，去他家里，他的房间里挂了一副他亲自作的对联，叫"治心何日能忘我，操术随时可误人"。"治心何日能忘我"，即治理自己的心，到哪一天能够达到忘我的境界。"忘我"就是一切为病人着想，都在研究医书，研究病，只想着他人，不想自我，叫"治心何日能忘我"。"操术随时可误人"，"操术"就是说我们做医生的，操的是医术，随时随地可能误人，把病人给治死，或

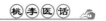

者给治坏了。所以要治好病，就必须要"忘我"，要治自己的心，全心全意放在病人的身上，放在对医书的研究上。因为人总是有私心的，不一定能够全心全意为病人，所以岳老就勉励自己，这副对联是他自己作的。岳老写了上千首诗，去世以后出版过一本很厚的诗集。我现在也经常用这副对联来勉励自己，要无我，要忘我，一个人老是想自己，不关心别人，不关心病人，那怎么可能做得了好医生呢？所以岳美中先生的道德品质是非常高尚的，确实相当了不起。

甘澜水益脾胃、祛水湿

甘澜水即是用普通的水，放在大的盆里，然后用一个木头勺子给它舀，舀了几千遍以后，上面都是水珠子，用这个水煎药，这叫甘澜水。这是有道理的，因为不停地舀这个水，按照现在的话来说，水分子改变了。这个水吃起来有点甜，故名甘澜水，甘就是甜，有点甜味。甘澜水能够补脾胃，能够利水，所以《金匮》用这个水来煎药，治疗"脐下悸，欲作奔豚"。李时珍《本草纲目》也载有甘澜水。他说甘澜水能够益脾胃，而且帮助祛水湿，这个不妨试试看。

察色按脉，先别阴阳

看病首先要诊脉，诊脉就要辨别是太过的脉还是不及的脉，是以邪盛为主的脉还是以正虚为主的脉。这就说明，我们看病首先要分辨病情的阴阳虚实，即《内经》中讲到的看病首先要"察色按脉,先别阴阳"。病人来,医生就要望他的色,按他的脉,分辨它是属于阳证还是阴证,也就是说属于实证还是虚证,分辨清楚虚实,实者宜泻,虚者当补。

 ## 谈塞因塞用

《黄帝内经•素问》中讲治法,有通因通用,有塞因塞用。所谓塞因塞用就是用补益的方法来治疗痞满、胀满的病证。表面上好像塞住了、不通了,实际上是阳气虚,而不是真正的不通,所以用补益药来治疗。吃了补益药之后,阳气充足了,振奋了,寒邪就散了,痞满就消了,这就叫塞因塞用。

 ## 成就学问有三个条件

岳美中先生说:成就学问有三个条件。第一,是天资,这很重要。天资就是要有一定的聪明才智,如果从小就有点智力低下,叫他当医学家,肯定不可能。第二,是勤奋,有天资但不用功读书也没有用。古诗里说"三更灯火五更鸡",半夜三更还在灯下看书,五更鸡叫又起来看书。第三,是良师益友,没有良师益友,你还是成不了才。一定要有好的老师和好的朋友,关键的时候来提醒你,来给你指点。孔子很了不起,是圣人,但他还要向老子求教,所谓"孔子问道于老子"。我协助何任教授编《金匮要略校注》的时候,是三十几岁。那时对《金匮》条文里"胸痹缓急"四个字,怎么也理解不了,只能按照字面上去理解,以为是有的时候缓解,有的时候危急。

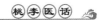

后来上海中医药大学专门研究《金匮要略》的殷品之老先生来了，他就说了关键是在"急"字上。虽然只点了一个字，但一下给你点破了，我这一辈子都记得。这就是岳美中先生说的，成就学问一定要有这三个条件，缺一不可。

能考入中医专业的人，都很聪明。长庚大学2005年的录取分数线是400多分，报纸上登着，刚才他们拿给我看，台湾大学是500多分。我们浙江中医学院中医专业七年制的最低588分、最高620分，五年制的最低566分，中医专业的分数线是最高的。我们学校一共招了2 000多人，中医就招了几百个人，中医是精英教育。你们能考上中医专业，都是聪明的，都是有天资的，所以关键是后面两条。一个是不是勤奋，你不勤奋也没有用；另一个是有没有好老师的指导，好老师的指导很重要，特别是到临床。为什么医科的学生不能招得多，关键就在这。因为招得多，却没有那么多的好老师来带，到了临床上是必须要有老师带教的。良师益友相当重要。

 谈异法方宜

蜀椒是四川出的花椒，特别的麻辣。四川人爱吃麻辣，我们浙江人到了四川都受不了，待上一个礼拜就逃回来，因为我们不会吃麻辣。我去过成都中医药大学几次，我觉得到了四川是要吃麻辣的，不吃麻辣不行。因为各地的水土不同，四川这个地方阴寒、寒湿太甚，通年不太见阳光。如果在成都待上十天，十天里只有一两天有太阳，其余七八天都是阴天，寒湿特别重，早上八点半天都还是黑的。麻辣有发散作用，吃了以后会微微地发点汗，把体内的寒湿散出去，就不会生病。相反不吃的话可能就会生病，所以要入乡随俗。那边的人吃惯了麻辣，用热药的剂量就特别大。在四川，附子用到 30g，甚至用到 100g 以上都有。而在杭州，用到 6g、9g、10g，超过 15g 就很少见了。就像在韩国、朝鲜，人参用得多，人参当萝卜一样吃。

关于这个问题，古人亦早有记载。《素问·异法方宜论》就讲到"一病而治各不同"。你在这个地方能做好医生，不一定到那个地方可以做好医生。每个地方都有风土人情等方方面面的不同，治法要因地制宜，所以叫"异法方宜"。

谈"九种心痛"

据《备急千金要方》记载，九种心痛为"一虫心痛，二注心痛，三风心痛，四悸心痛，五食心痛，六饮心痛，七冷心痛，八热心痛，九去来心痛"。这些不完全是心痛，还包括了胃痛。虫心痛是由于寄生虫而造成的上腹部疼痛；注心痛痛无定处，一会这里痛，一会那里痛；风心痛是指感受风邪导致的心痛；悸心痛是指心痛伴有心悸；食心痛、饮心痛，是由饮食所伤造成的胃痛。冷心痛、热心痛，是指由寒邪或热邪造成的心痛；去来心痛是指发作有时的心痛。

祖传丸药——王氏保赤丸

北京中医药大学王绵之教授是我的老师，家族世代习医，到他已经是祖传 19 代。他家有个祖传的丸药叫王氏保

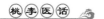

赤丸。王氏保赤丸在东南亚国家很风行，像六神丸一样很小的一支，过去是一美元一支，给小孩吃的。王老告诉我，王氏保赤丸主要药物是巴豆，巴豆的炮制很讲究，巴豆油要全部去尽，否则有毒性，吃了肚子痛得受不了。他家治儿科病往往都用王氏保赤丸，因为小孩子吃坏的多，所以用巴豆祛食积。小孩子生病往往一是吃坏，二是外感。注意节制饮食，预防感冒，小孩子一般不会生什么病。

经方应该好好生产为中成药

经方的疗效很好，但现在一些药厂却不重视生产经方成药。药厂往往追求利润，哪些药卖得出去，哪些药大家都在用，就生产什么药。实际上，药厂就要把经方好好生产为成药，经方里的好方有的是，但药厂就是不去做，所以现在往往真正病重时不一定有合适的中成药来治，这是一个亟待解决的问题。仲景的方如果对证了，一般都会有效，就怕不对证。为什么"方书之祖"会流传下来，就因为经方好用，临床上对证下药，确有疗效。

从"虚者补之，实者泻之"谈腹诊

虚者补之，实者泻之。如果病者腹满，按上去不痛，就是虚证；按上去很痛，拒按，就是实证，可以攻下。腹满按之不痛，往往是脾胃虚寒，运化无力，这时就要塞因塞用。虽然感觉胀满，但因为是脾胃气虚，用补益的方法反而能治好。如果是实证，拒按，那就要通了。这说明在张仲景的时代就有腹诊。日本人说腹诊是他们发明的，实际上腹诊我们中国古已有之，1 800年前就有了。而且日本人称日本中医药为汉方，实际上都是仲景方，是从中国传过去的。唐代鉴真和尚好几次东渡日本，就带了医药过去。而且盛唐时期日本派了好多的留学僧过来，也从我们这里学去很多医方。当然他们也有研究，也有发展，我们不能抹杀，但是根源还是在我们中国。

附子配半夏

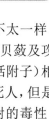

张仲景用药有他的特点，跟后世的药性理论不太一样。后世有十八反、十九畏。本草十八反中就说"半蒌贝蔹及攻乌"，即半夏、瓜蒌、贝母、白蔹、白及是跟乌头（包括附子）相反的，不应该放在一起用。并不是说吃了一定会死人，但是可能会产生比较强烈的副作用，或者会加强乌、附的毒性。我19岁时，找医生看病，处方里有附子和半夏，当时我没有仔细看，吃了以后心悸、脉数，难受得不得了，过了好几个小时才慢慢平静下来。我想来想去，怎么吃了这个药会这样，但想不出来。后来我查了本草书，书上说"本草明言十八反，半蒌贝蔹及攻乌"，这几味药是跟乌头相反的。所以我考虑附子跟半夏同用确有毒副作用。《金匮》附子粳米汤中用了附子、半夏，但是仲景很聪明，加了甘缓和药的甘草和大枣，否则的话可能病人吃了就受不了。附子、半夏都是大辛大热的药，正因为"腹中寒气，雷鸣切痛"，才用附子配半夏，也是不得已而用之。但一般情况下附子跟半夏不能同用，因为有一定的毒副作用。

小柴胡汤、大柴胡汤、厚朴三物汤

大柴胡汤证在《伤寒论》记载有"呕不止"，小柴胡汤证也有"心烦喜呕"。"喜呕"，即经常要呕吐，但程度还不算严重；"呕不止"，说明呕吐严重了，为什么？因为大便不通，胃气不能下降，反而上逆，所以大柴胡汤中把生姜的剂量加大，用于降逆止呕。按照这样分析，大柴胡汤就容易理解了。为什么叫大柴胡汤？它是实证，故要把补气药去掉，所以用小柴胡汤去人参、甘草，并且用大黄泻实，用枳实除满，用芍药止痛。再联系《伤寒论》的条文看，应该有比较严重的呕吐，即"呕不止"，所以把生姜的剂量加大。

大柴胡汤证是"按之心下满痛"，通过腹诊，在心下部位，这里的心下指的是剑突下偏右或偏左部位，按之满痛，这往往是实证，可以考虑是胆囊或胰腺的疾病，"当下之"，用大柴胡汤来治疗。厚朴三物汤证也是实证，主治"痛而闭者"，痛的部位比较低，往往在腹部，而大柴胡汤证痛在心下，部位比较高。

学习中医不能浮躁

《杏轩医案》记载：许生的母亲伤食腹痛。原因是吃了猪肝面饼，并且心情不佳，造成了腹痛。许生也懂中医，他用麦芽、山楂、神曲、木香、砂仁、半夏、陈皮之类，没有效果。痛在少腹，许生以为是寒凝厥阴，少腹是厥阴肝经所过之处，又加了吴茱萸、炮姜，还是不行。请他的老师去看，老师问：痛处按得上吗？答：拒按。又问：这几天有大便吗？答：没有大便过。脉象沉细，舌苔黄，舌中焦燥。老师对许生说：是实邪为患，必须要攻下。许生说：温热、消导的方法都没有用，我也想到过攻下，但母亲平素体质较弱，脉又沉细，所以不敢给她用。老师说：疼痛剧烈时往往会出现沉伏脉。虽然体虚，但病是实邪。医书上说"以通为补"，仲景说过"腹满不减，减不足言，当须下之"，还说"舌黄未下者，下之黄自去"。你母亲腹痛胀满拒按，苔黄焦燥，攻下的症状都具备了，还有什么好怀疑的呢？于是老师用了大承气汤。用玄明粉代替芒硝，因玄明粉是芒硝经加工而成的，比较精细，泻下作用没有芒硝厉害。另外加了木香、砂仁、山楂、神曲等理气消食药。一剂后，大便行，腹痛减，当日半夜下了三次，痛势大减，舌干转润。之后用了点调和脾胃的药，病就好了。

这个医案说明古代的医生望闻问切很仔细，对仲景的条文也记得很熟，"腹满不减，减不足言，当须下之"，"舌黄未下者，下之黄自去"，这些条文在临床应用上很有价值。这是很好的医案，我们要好好学习。学中医不能浮躁，必须要记、要背，对于重要的条文要滚瓜烂熟，药味及药量都要牢记，碰到这种病，刚好对得上，就可以给他开这个方。如果记不住，碰到这种病人就不好办了，所以条文要背熟。

 大建中汤治疗胆道蛔虫病

一个 14 岁的小女孩，喜欢乱吃东西，经常肚子痛，她爸爸以为是蛔虫，买了两粒宝塔糖。宝塔糖过去有卖，做成宝塔的样子，染了颜色，有绿的、有红的，让孩子觉得又好看又好吃，其实是用来打蛔虫的。小女孩吃了以后病情反而恶化

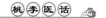

了，腹中绞痛，时轻时重，痛剧的时候就腹中肠鸣，可以看到腹壁有突起，如头足攻动，呕吐剧烈，有时吐出蛔虫，大便不通，腹部胀满，不能触碰。没有表证，也没有热象，脉沉细而迟，舌质淡白，什么都不能吃，病势急迫。西医建议手术治疗，但女孩家里没钱，不愿去手术，就请中医治疗。这位中医想到《金匮要略》这条条文："呕不能饮食，腹中寒，上冲皮起，出见有头足，上下痛而不可触近，大建中汤主之。"就用大建中汤去饴糖加伏龙肝治之。伏龙肝就是灶心黄土，能止呕。服药以后 4 小时，又是肠鸣，又是腹痛，泻出蛔虫一百多条，腹痛马上减轻了。次日，腹满痛、呕吐、肠鸣都消失了。之后用六君子汤调理脾胃而愈。说明大建中汤这个方剂确实是治疗胆道蛔虫病的，仲景讲得非常形象。

学习中医要正本清源

我们学习《金匮要略》，并不是死记硬背，背和记当然也需要，但关键是要学辨证论治的思路。为什么要用这个方药？我在给你们讲课的时候就是要点出用这个方药的道理。我教了多年的《方剂学》，把组方的道理弄清楚，这个最重要。方歌要背，但不能死记硬背，首先要把为什么这么配伍弄清楚，在理解的基础上再记方歌。为什么我又教《金匮要略》呢？因为《金匮要略》是方书之祖，是第一部方剂书，后世的方都是在《金匮要略》方剂的基础上加加减减，有所发展而成。我们学习中医就要正本清源，把源头、根源弄清楚。把这些弄清楚了，就是把建造高楼大厦的基础打好了，今后才能一步一步学好中医。如果源头的东西学不好，今后就难了。

谈白汗

《金匮要略》腹满寒疝宿食病篇讲到"寒疝绕脐痛，若发则白汗出"。对"白汗"的理解每位注家有所不同，有的说"白汗"是自汗，程林（又名程云来）的《金匮要略直解》说"白汗"就是冷汗，由于病人腹痛相当严重，痛得身上出冷汗，即"发则白汗出"。日本汉方医学家也对"白汗"作了一番考证，他们发现苏轼的《监试呈诸试官》里有两句话："每闻科诏下，白汗如流淠"，意即听到科举的诏书下来，害怕得冷汗都冒了出来。所以日本医家浅田宗伯的见解是："白汗，谓不堪痛苦之甚而冷汗出。"

从当归生姜羊肉汤谈药食同源

民国时期，浙江宁波有个名医叫范文甫，对经方很有研究。有个妇女腹痛很久了，去找范先生看病，先生让她去菜场买点羊肉，买点生姜，然后加当归，一起煮了吃，病就会好。这个妇女很不高兴，认为我诚心来看病，你不给我开处方，却让我到菜场买菜。但因范先生在当地很有名望，她也不敢多问，就照范先生的话去做，吃了之后腹痛就好了。

中医自古以来就是"药食同源"，好多药物都是食品。李时珍《本草纲目》有 1 972 种药，清代赵学敏的《本草纲目拾遗》，在《本草纲目》的基础上再拾遗补缺，把《本草纲目》没有收载记录的药都增补上去，又增加了 900 多种药。现在我们了解的药物就更多了。当归生姜羊肉汤是食疗方，首见于《金

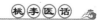

匮要略》腹满寒疝宿食病篇，主治"寒疝腹中痛及胁痛里急者"，主要作用是养血温经、散寒补虚。这个方又见于《金匮要略》妇人产后病篇，生孩子势必要出血，因此妇女产后往往血虚，产后血虚受寒导致的腹痛，也用当归生姜羊肉汤来治疗。

从"八法"谈阴平阳秘，精神乃治

病不外乎"三因"，"外感六淫，内伤七情"，还有"不内外因"，即"房室、金刃、虫兽所伤"。进一步辨证，无非就是阴阳寒热表里虚实。疾病再多再复杂，也离不开八纲。通过望、闻、问、切，然后辨清八纲，称为八纲辨证。实际上阴、阳两字是总纲，无非寒属于阴，热属于阳，里属于阴，表属于阳，虚属于阴，实属于阳。治病离不开八法，八法是针对八纲的。在表，用汗法；在里，用下法；虚者，用补法；寒者，用温法；热者，用清法。对于实证，我们要考虑一下。有的是用消法，包括气滞、血瘀、痰湿以及饮食积滞，都是实证，都要用消法。而八法中的吐、下二法，要根据里实证的部位不同来运用，里实偏于上部，就用吐法，里实偏于下部，就用下法，所以说八法就是针对八纲而言的。那么"和"是怎么来的呢？如果这个病既有表证，又有里证；既有虚的一面，又有实的一面；既有寒，又有热，以致寒热不和，表里不和。在这个情况下，光发汗不行，光攻下也不行，光补不行，光消也不行，单纯的治法都不行，这个时候就应想到用"和"法。比如针对表里同病，就应和其里，解其表；既有寒又有热，就要调和寒热，半夏泻心汤就是调和寒热的方剂，既有半夏、干姜两味热药，又有黄芩、黄连这两味寒药。所以说"和"针对的是矛盾中的双方，如果是单方面的问

题就不需要"和"。比如说两个同学吵架，班长看不下去就去调和，如果是一个人的问题就无所谓调和了。我们看病也是这样，有两个方面以上的问题就要"和"。张仲景很有意思，在《伤寒论》中不止一次地说"阴阳自和者必自愈"。其实中医包含着中国古代哲学的大道理，一切以和为贵。阴阳和就不生病，所谓"阴平阳秘，精神乃治"。所以学中医要跟古代哲学联系起来，要跟古代朴素的辩证法联系起来，它完全是跟现代医学不同的一种理论体系，但这种理论体系确实能治病。

中医药学是一个伟大的宝库

我们要好好学习，把中医这个国粹传承下去，真正继承好，在继承的基础上我们还要发展它，发扬它。像 2003 年SARS（严重急性呼吸综合征）来了，当时在广东，以邓铁涛为首的一批名中医，虽然都八九十岁了，但他们去治了，广州中医药大学第一附属医院救治了很多 SARS 病人，没有死一个。其实中医对温热病早就有办法了，好好辨证，辨清病邪是在卫在气？在营在血？需要用什么方药？如果辨证准确，药用上去就会有效。中医药学是一个伟大的宝库，里面有好多宝贝，只要真正深入进去，是取之不尽的。所以我们得把它学好，要"得其术"，然后再结合具体情况来给病人用药。

活看古书，不能死于句下

下面讲一个有趣的医案：肖琢如是民国初年湖南的一位

医生，江西人黄某，在湖南长沙做生意，开始患外感，治了十几天，病越来越重，就请肖琢如去治。黄某肚腹硬痛，手不可按，到傍晚身微热汗出，手足汗更多，小便黄，大便不利，舌质鲜红，舌苔黄而不燥，脉沉实搏指。脉沉病在里，脉实按之有力，说明是个实证，《伤寒论》云阳明病，手足漐然汗出。肖琢如看了之前的药方，杂乱无章，就处方大承气汤。服药二剂后，下黑粪较多，能食少量稀饭，病愈十分之七八。肖又改用大柴胡汤，减轻大黄的剂量，二剂之后痊愈。黄某家中有个教书先生，平时也看医书，他问肖琢如：大承气汤证应当有谵语，这个证怎么没有谵语？大承气汤治疗腹中有燥屎，而你肖先生说是食积，是什么道理呢？肖琢如就告诉他："《伤寒论》云：六七日不大便，烦不解，腹满痛者，此有燥屎……所以然者，本有宿食故也，宜大承气汤。"肖琢如又云："若《金匮要略》宿食篇，主用大承气汤甚详。盖宿食与燥屎，一而二，二而一，相去一间。"宿食也好，燥屎也好，实际上是一回事，因为有宿食，停食时间长了，饮食中的糟粕就变成了燥屎，宜用大承气汤。至于有没有谵语，可以不必拘泥。

　　《伤寒论》里描述的症状不是在每个病人身上都会完全出现，每个人的情况都不一样，所以对古书要活看，不能死于句下。小柴胡汤有那么多症状：往来寒热，胸胁苦满，默默不欲饮食，心烦，喜呕，口苦，咽干，目眩，脉弦，不可能在一个人身上都有。可能就出现胸胁苦满，或口苦咽干，或默默不欲饮食，"但见一证便是，不必悉具"。大承气汤也一样，《伤寒论》关于大承气汤有那么多症状，而后世归纳大承气汤证只四个字：痞、满、燥、实，"痞"就是感到痞闷闭塞，"满"就是腹中胀满，"燥"就是大便干燥，"实"就是腹痛，或者脉按之有力。只要出现痞、满、燥、实的情况就可以用大承气汤，并不是说非得有所有症状才能用。所以读古书一定要灵活，辨证也要灵活。叶天士说如果子孙不是很敏悟，就不要轻易学医，这是他的遗嘱。鲁迅先生是个文学家，他也说子孙长大，倘无才能，万不可做空头的文学家或美术家，随便做个工作就好了。这也是对的，没有文学细胞，一定要他写文章，也是没有出路的。

胃为卫之源，脾为营之本

"胃为卫之源"，当胃气虚弱以后，卫气也就虚弱了，因此病人出现食则汗出的情况。还有一句话叫"脾为营之本"，脾是营血的根本。当脾胃的功能好了，卫气就会强盛，而营血也会充足。这也就是为什么桂枝汤中的生姜、大枣能调和营卫，实际上就是通过补脾胃来完成的。调和脾胃，也就是调和营卫；补脾胃，也就是补营卫。"胃为卫之源，脾为营之本"这两句话，最早是成无己提出来的，后来叶天士也反复强调这两句。只有脾胃功能好了，卫气才会强盛，才不容易感受外邪，而营血也能充足。

脉诊必须要反复训练和体会

《内经》里提到"得神者昌，失神者亡"，还强调"有胃气则生，无胃气则死"。即使是生了大病，只要脉象中有一种从容和缓之气，就表示病人仍有生机。若脉浮取很弱，重按却很弦，好像按在绳索上，同时出现了结脉，或者脉中毫无从容和

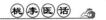

缓之气的，就是死证之脉。

若我们想要学好脉诊，平时就必须要反复地训练和体会。我们应该多在正常人或病人身上诊脉，而且要一心一意、认认真真、全神贯注地诊察，如此才能有所体会。脉学绝不是一天功夫就能学成的，需要日积月累的训练和体会。在诊脉时，当医者的手指跟病人的脉搏接触的一刻，正是心到则气到，因此，医者实际上是跟病人的气相接触，通过这种接触，医者就能够捕捉病人生命的信息，进一步体会病人脏腑的各种变化。因此学习脉诊必须要有耐心，等到一定的时候自然有所体会。

以中医本科生为例，在未临床前，同学之间可以互相诊脉，到了临床后，就应该多给病人诊脉，特别是危重病人，认真体会这些病人在脉象上有何变化。真脏脉在书上也有讲，却不能替代临床，临床感受还是最重要的。所谓真脏脉，就是指没有一点从容和缓之气的脉象。当遇到这种情况，往往说明病情已经很重，甚至到了死证的地步。现今许多中医院校都有脉象仪让学生去学习，本人是很反对这种脉象仪的，脉象仪跟正常人的脉象是不一样的，因为它是机器做的、塑料做的，它没有人这种从容和缓的脉象。仪器脉象跟人的脉象是根本不能比的，人类科学还没有发达到这种地步，因此为医者仍是应该用心地从人身上去探索。

谈新绛

《金匮》旋覆花汤主治"肝着，其人常欲蹈其胸上"，其方以旋覆花、葱、新绛三味药组成。新绛，古代亦写成"猩绛"，这个药现在是没有的，即使跑遍全中国也找不到这个药。这个药在《神农本草经》里也没有记载。那么新绛到底是什么呢？

我曾经看过清代的一本书，其中就记载了新绛的染制法。当时，猩猩在越南比较多，因此若要染制新绛就必须要去越南。猩猩并不太好抓，即使捕获了，它的血也不容易流出来，因为猩猩会屏气，使血流不多。所以要用骗的办法，首先人们要挑一个担，一担两个桶，桶中放置好酒，然后放在山上猩猩出没的地方。放好了人就躲开，如此猩猩才会来。猩猩很聪明，它起初不吃，因为想到人们可能要谋害它，但它熬不过酒香，它围绕酒桶转几个圈，到最后熬不住的时候就会把酒全部喝光，接着就醉倒了。此时人们就会出现，跟它说好话，希望能借用猩猩的血，然后用刀子割开其血管，猩猩的血就会流出来。用这种血染丝绸，这种被染红的丝绸就叫猩绛。如今这种猩绛已经没有了，其代用品有两个，一个是红花，另一个是茜草，红花和茜草都是红色的，有活血作用。现在我们开处方时，一般都用红花或者茜草代替新绛，这两种药都有活血化瘀的作用，且颜色都比较红。

谈心主神明

中医说"心主神明"，所以思考与心有关。现代医学却说思考是大脑的功能，与心无关。事实上跟心还是有关的，不单是大脑的功能。我看过一篇国外的文献，说有个人做了换心手术后性格完全改变了，他以前对人很好、很和气，换心之后，变得脾气暴躁，会打人、骂人。所以"心主神明"还是有道理的，当然现在还不能科学地解释其中的奥秘。《中国

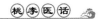

中医药报》前一段也在争论，有人说心主神明，有人说脑主神明。第一个提出"脑主神明"的人是李时珍，清朝的王清任也认为是脑主神明。我觉得两者都有道理，不可偏废。

麻子仁丸专为胃强脾弱而设

仲景的麻子仁丸能够滋脾阴，清胃热，专为胃强脾弱而设。滋脾阴有三味药，即麻仁、芍药、杏仁。麻仁滋脾养阴，起到润下作用；芍药也入脾经，亦滋养脾阴；杏仁润燥，以助通便；清胃热就是配合了一个小承气汤，即厚朴、枳实、大黄。本方不做汤剂，做丸剂，为什么呢？丸者缓也，让药物缓慢地起效。如果痞满燥实严重，我们就用汤剂来治疗，汤者荡也，可推荡积滞。像这种慢性的病，主症是大便干、小便数，没有腹痛，也没有痞满燥实，拖上一个月也没问题，类似于现在所谓的习惯性便秘，不需要一下子用很猛烈的药。所以虽然用了枳实、厚朴、大黄，泻下的作用还是比较缓慢的。

这个方剂就是要吃丸药，不要开成汤剂，因为我碰到过这个问题。1971年，我在农村做医生，有个人习惯性便秘，一个医生把麻子仁丸这个处方开成汤药给他用，而且剂量比较大。病人拿了处方给我看，问我这个处方开得怎样？我们是同道，不能说人家不好，我就让病人吃吃看。结果他吃了汤药之后，半夜里拉了十几次。那时农村生活很艰苦，屋子外面放了一口大缸，农民把大便解在缸里，用来施肥。晚上也没有电灯，他拉了十几次大便，精疲力尽，掉到缸里头去了，狼狈不堪。我也是在长期临床中摸索出来的，像这种脾约证就不能用汤药。三承气汤跟麻子仁丸在《方剂学》中的归类就不同,前者属寒下剂,后者属润下剂。润下,是润肠通便,而不是苦寒清热泻下。

病有四种:不治自愈、须治而愈、虽治难愈、真死不治

我年轻时曾听一位名医说过,世界上疾病很多,各种各样,但实际上只有三种病:一种病是不须治的,比如说感冒了不用吃药,自己盖得暖和一点,多喝点温开水,出点汗,就会好了;还有一种病要通过治疗才能好;另一种病治也治不好,就是病入膏肓了,比如出现真脏脉了,就很难治好了。前一段我看了《备急千金要方·序例》,孙思邈讲到有四种病:一种是"不治自愈";一种是"须治而愈";还有一种是"虽治难愈",比如肝硬化,虽然通过治疗症状能够控制,但积聚总是难以完全消除的;最后一种"真死不治",就是病入膏肓,无力回天了。

脉法全是活法,却是定法

黄树曾《金匮要略释义》云:"……通观《内经》《难经》《伤寒论》《金匮》之脉法,全是活法,却是定法,只将上下左右表里阴阳虚实之理,一一洞悉,则脉法自精矣。"他认为脉法既是活法又是定法,不能太拘泥,又非学不可,把上下左右、表里阴阳虚实的道理慢慢弄通,脉法就可以精通。所以脉诊不是一朝一夕的功夫,法无定法,便是活法。

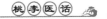

要熟读并牢记有方有证的条文

经方的条文很难记，大家要在理解的基础上，反复记忆。做中医的要用毕生的精力，慢慢研究《金匮要略》，每读一遍都会有更深刻的见解。《金匮要略》并不是一下子就能读得进的，要慢慢来。无论是《伤寒论》还是《金匮要略》，都要重视有方有证的条文，要熟读并牢记，比如说"虚劳虚烦不得眠，酸枣仁汤主之""风气百疾，薯蓣丸主之""虚劳腰痛……八味肾气丸主之"。这样，临床上碰到方证相对的就用得上，否则就用不上。

谈痰饮

痰饮是一个病名，咳嗽是一个症状，咳嗽往往是由于痰饮所引起的，所以仲景在《金匮要略》痰饮咳嗽病篇中将痰饮和咳嗽放在一起论述。古代"痰"字和"淡"字是相通的，所谓淡饮，是指水饮淡薄、清稀、不浓厚，凡水饮停蓄为病，均谓之淡饮。后世把痰饮作为诸饮的总称。痰是由于津液不能正常运行而形成的病理产物。王绵之老先生曾说："液有余便是痰。"液有余并非指津液多余，而是指津液不能正常敷布，聚而成痰饮。痰饮是饮病的总称，分为痰饮、悬饮、溢饮、支饮四种。由于总的病名为痰饮，具体辨证中又有痰饮一证，所以前人对痰饮的解释，有广义和狭义之分，广义是四种痰饮的总称，狭义则仅指饮停留于肠胃的病变。

痰饮病诸候

巢元方的《诸病源候论·痰饮病诸候》对各类痰饮病分述如下：流饮候（流饮就相当于痰饮）："流饮者，由饮水多，水流走于肠胃之间，沥沥有声，谓之流饮。"悬饮候："悬饮，谓饮水过多，留注胁下，令胁间悬痛，咳唾引胁痛，故云悬饮。"溢饮候："溢饮，谓因大渴而暴饮水，水气溢于肠胃之外，在于皮肤之间，故言溢饮，令人身体疼重而多汗，是其候也。"支饮候："支饮，谓饮水过多，停积于胸膈之间，支乘于心，故云支饮，其病令人咳逆喘息，身体如肿之状，谓之支饮也。"巢元方是隋朝的太医令，是个了不起的人。他对痰饮病的病源论述得很清楚，认为四饮都是由于饮水太多所致。现代人提倡多饮水，其实饮水并非越多越好，应该适度。我们中国人奉行孔夫子的中庸之道，就是凡事要适度，饮水亦是如此，不能喝得太多，特别是不能暴饮，否则就会生病。

小时候，我听外祖母讲，有个贩子长途跋涉，又渴又累，一口气喝了七八杯冷水，结果就得了臌胀病。我祖母还给我讲过，民国时期，浙江台州温岭有人做善事，在山路边盖个亭子让行人歇歇脚，放些茶水让他们解渴。但是往往在茶水上撒一层米糠，这样路人就不至于一口气把水喝完，要把糠吹一下，才能喝一口，再吹一下，再喝一口。这样才不至于因为暴饮而伤了身体。《素问·经脉别论》说："饮入于胃，游溢精气，上输于脾，脾气散精，上归于肺，通调水道，下输膀胱，水精四布，五经并行。"这是水液代谢的正常过程，一旦失调，则水液停聚而成痰饮。

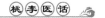

 ## 知常达变

临床上，有舍脉从证，也有舍证从脉，主要是由于个体差异所致。所以临床时不能拘泥于一般情况，而应该灵活地辨证。日本人对《金匮要略》很有研究，他们总结出痰饮所有的脉象，共有十二种，有沉、弦、伏、虚、弱、弦数、沉弦、沉紧、浮而细滑、寸脉沉尺脉微等等。总之，弦是饮家的常脉，但临床上还需要知常达变。

内服外敷治疗肝硬化腹水

肝硬化腹水可以通过逐水来治疗。甘遂有逐水作用，但有毒，所以就用甘遂研末敷在脐上，再煎甘草汤给患者口服，这样腹水就会很快消除。这个秘方就是利用甘草与甘遂相反相成以攻逐水饮，同时由于甘遂是外敷的，不会造成中毒。

十枣汤须平旦温服之

仲景十枣汤："芫花、甘遂、大戟各等分，三味捣筛，以水一升五合，先煮肥大枣十枚，取九合，去滓，内药末，强人服一钱匕，羸人服半钱，平旦温服之。"什么是平旦？平旦就是早上天刚刚亮的时候。旦，古代篆字写作"旦"，是太阳从地平线上升起的意思。为什么要在这个时候服药？这里有奥妙。人与天地相应，人是一个小宇宙，天地是一个大宇宙。

水饮是阴邪，平旦是阳气升发的时候，大自然的天阳之气能帮助人体正气更好地排出水饮。药物起效大约在两个小时后，太阳已经很高，这时候就要泻下，通过泻下把水饮排出体外。此时身体阳气较充足，故能承受攻下。假如在晚上服药，那就不好了。比如我们冬天晚上在教室里看书，会越坐越冷，因为晚上阴气很重。晚上服用这种苦寒泻下的药物，容易损伤阳气，大自然又不能帮助你，人体就很难承受。所以必须早上温服，谓之"平旦温服之"。

古方名都有其深意

古人取方名都有其深意。如白虎汤，白虎是西方金神，虎啸风生，能带来秋凉之意，以此形容本方的清热效果；如真武汤，真武是北方司水之神，是龟蛇合体，以此来形容本方具有很好的治水作用；再如张景岳的玉女煎，我们到庙里看到，观音菩萨身边站着金童、玉女，玉女煎中有麦冬、熟地，故以玉女来比喻本方养阴清热的作用。

泽泻汤治痰湿眩晕

有一次我到上海松江过年，我弟弟就住在那儿，他的岳母血压高，头晕很严重，我刚到的时候因为很忙，他也不好意思问我。到我要回杭州之前，他到火车站送我，跟我说起，问我该怎么办？我知道他岳母人很胖，按照中医理论"肥人多痰湿"，痰湿、水饮都是一个道理，"液有余便是痰"，就是水液

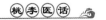

代谢失常。所以我就告诉他用两味药：泽泻15g，白术10g，泽泻剂量大一些。服药以后，头晕马上就好了。这个方虽然是个小方，但疗效确实不错。我曾经对我的学生说："你们用泽泻汤做做实验，它有很好的减肥、降脂作用。"泽泻能够降脂，据《神农本草经》记载，泽泻久服"延年轻身"。

小半夏汤是止呕的祖方，肾气丸是补肾的祖方

　　小半夏汤是止呕的祖方。所谓祖方，就是最早的处方。凡是治疗呕吐的处方，大多含有小半夏汤，比如小柴胡汤、大柴胡汤、半夏泻心汤等等。这些方剂的主治症都有呕吐，小柴胡汤证是"心烦喜呕"，大柴胡汤证是"呕不止"，半夏泻心汤证是"呕而肠鸣，心下痞"。另外，还有《伤寒论》的旋覆代赭汤，这些方都能止呕，都有半夏、生姜，所以小半夏汤是止呕的祖方，后世的止呕方都是在这个方的基础上加减变化而来的。我举个例子，后世的二陈汤（半夏、陈皮、茯苓、甘草、生姜、乌梅）是止呕的，温胆汤（半夏、陈皮、茯苓、甘草、生姜、大枣、枳实、竹茹）也是止呕的，都是在小半夏汤的基础上加味的。

　　再比如说，肾气丸是补肾的祖方，后世的六味地黄丸就是肾气丸去了桂枝、附子，为什么呢？因为钱乙是儿科的祖师，他认为小儿是纯阳之体，所谓纯阳之体，就是阴精不足，阳热偏重，所以要补阴，就将肾气丸去掉了附子、桂枝。另外，还有济生肾气丸、杞菊地黄丸、知柏地黄丸、麦味地黄丸、耳聋左慈丸等等，都是从肾气丸这个祖方加减变化而来的。这就是有关祖方的问题。

胶艾汤是四物汤的祖方

胶艾汤实际上是四物汤的祖方。四物汤哪里来的？就是芎归胶艾汤去阿胶、艾叶、甘草这三味药，剩下的四味药就是四物汤。地、芍、归、芎四味药是补血、调冲任的，再加阿胶、艾叶、甘草，阿胶能补血止血，艾叶也能止血，现在处方可以开艾叶炭，止血作用更强，张仲景治疗吐血不止的柏叶汤，也用了艾叶。妇人漏下、下血不绝，所以用阿胶、艾叶止血，再用甘草配阿胶也有很好的止血作用。甘草配芍药，酸甘化合为阴，又能更好地补养阴血，而甘草也起到了调和诸药的作用。所以胶艾汤是调冲任、补血、止血的一个好处方。后世的四物汤就是在本方基础上变化而来的，所以称本方为祖方，又叫祖剂，它是最早调冲任、补血的一个方剂。

小半夏汤用生半夏效果更好

小半夏汤在临床上用生半夏效果更好，我们过去都以为生半夏有毒，胆小不敢用，后来一个老中医告诉我，用生半夏不用怕，但是一定要配伍生姜，不加生姜容易中毒。但我还是不敢用生半夏，老是用制半夏，用到后来中药店制半夏没货了，碰到这种情况怎么办？逼上梁山，只好用生半夏了，用了以后，止呕效果确实更好。制半夏我一般用 10～12g，生半夏我一般用 6g，但必加生姜五片同煎。

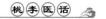

 知犯何逆，随证治之

《伤寒论》里面有一句话"知犯何逆，随证治之"，就是说要知道是什么原因给治坏了，要根据它的这个证来治，这个治坏之证就叫变证，又叫坏病、坏证。在仲景书里头有很多治坏的疾病，《伤寒论》里所描述的"汗之后""吐之后""下之后"……实际上都是坏病。"知犯何逆，随证治之"，这是张仲景告诉我们的一个大的原则，在我们碰到给人家治坏的时候，你要搞清楚它的原因，然后随证治之，也就是说药随证而转移，这个药呢，要根据这个证不断加减变化。方是死的，而病是活的，用死方来治活病是治不好的，一定要根据证的变化而变化，今天跟明天是不一样的，明天跟后天又不一样。所以我说学医是一件很辛苦的事情，因为这个病总在不断地变化之中。

 谈消渴

据《金匮要略·消渴小便不利淋病脉证并治》中的论述，"消渴"是一个病名，它主要的症状是，"渴而消水"，就是嘴巴渴，老是要喝水，水进入体内以后又大部分从小便排出去，类似于现代的糖尿病、尿崩症。消渴病古已有之，汉代司马迁的《史记·司马相如列传》专门记载司马相如的事迹，书中记载"相如……常有消渴疾"，可见消渴病在古代就存在了。

"消渴"病名最早见于《内经》，在《素问·奇病论》中就有记载："肥者令人内热，甘者令人中满，故其气上溢，转为消渴。"油腻吃得太多，甜食吃得太多，内热就重，就可能导致"消渴"。《内经》中的处方很少，只有13个，其中就有治疗消渴的兰草汤，提出"治之以兰"，这个"兰"就是佩兰。佩兰是芳香化湿的，因为病人常吃肥的、甜的东西，湿热较重，所以用兰草汤来治疗。我现在治疗消渴病，如果病人舌苔比较厚腻，我也会加一味佩兰，剂量要大一点。

"消渴"从证候上看，可以分为"三消"：上消、中消、下消。所谓"上消"，主要是指上焦肺热，《素问·气厥论》讲："心移热于肺，传为膈消。"病人老是口渴，因为肺有热，肺中津液不足。"中消"主要是指中焦胃热，《素问·脉要精微论》说"瘅成为消中"。瘅，热也，胃有热就成为了"消中"，"消中"就是"中消"，因为中焦过热而导致了善食易饥，又叫消谷善饥，就是老觉肚子饿，吃不饱。"下消"主要是指下焦肾热，《素问·刺热论》讲"肾热病……苦渴，数饮身热"。肾有热，实际上是阴虚内热，所以病人口渴，小便多，还会发热，现代多用六味地黄丸治疗，如果内热较重，再加知母、黄柏，也就是知柏地黄丸。在《灵枢·邪气脏腑病形》里又说道："肾脉……微小为消瘅"，说明"下消"还有因肾阳虚弱造成的，"肾脉"也就是尺脉，按上去很微弱，很小。这类肾阳虚往往是从肾阴虚转化过来的，比较难治。

《内经》里有关"消渴"的内容比较零乱，但实际上把各方面的内容都讲到了。它讲到消渴病与饮食的关系，又讲到发病病机：上焦肺热、中焦胃热、下焦肾热或是肾阳虚，都可以导致消渴。

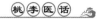

 ## 厥阴病往往寒热错杂

厥阴病往往是寒热错杂的,为什么呢?因为厥阴经是三阴经的最后一经,"阴尽而阳生",所以厥阴病往往寒热错杂,或者先寒后热。人与天地相应,大自然也是这样的。有句话说:"冬天到了,春天还会远吗?"冬天很寒冷,但接下去马上就会春暖花开了。厥阴乃阴之极,阴到了极点,阳又要开始生发了,所以厥阴病往往是阴阳交替,寒热错杂的。

伤寒里面有杂病,杂病里面有伤寒

我的老师刘渡舟先生是北京中医药大学研究《伤寒论》的专家。刘老认为:"伤寒里面有杂病,杂病里面有伤寒,两者不能截然分开。"我们治病也是这样,内伤杂病与外感有关系,而外感病与内伤杂病也有关系,两者密不可分。过去我们中医是不分科的,不管什么病我们都看,比如说肝病病人,现在要去肝病科看,过去是去内科的。但现在分科越来越细,肝病科专看肝病,胃病科专看胃病,呼吸科就专看咳嗽气喘。这样分科之后,医生往往形不成一个全面的、系统的辨证观点,所以医学反而得不到发展。为什么叶天士能够提出卫气营血辨证,能够对仲景学说有所发展?因为他看各种各样的病,积累了丰富的临床经验,所以能提出新的观点。我们有机会可以买一本《临证指南医案》,那是叶天士的医案。现在的医生因为分科的限制,好多病碰不到,病与病之间的联系也看不到,也就提不出新的观点。"伤寒里面有杂病,杂病里面有伤寒"，这个见解是非常正确的。

从五苓散案谈治病关键在于对证下药

我跟大家讲一则医案，这则医案很有意思。何某，一位54岁的男性农民，上午劳动口渴了，就拼命地喝冷水。下午天变了，又是风又是雨，他受了风雨，然后就"发热，汗出，口微渴"。家人请了一位医生来治疗，医生给他开了银翘散加减。服完药后，发热稍微好了一些，但是口渴反而加重了，嘴巴不离茶杯，还是不解渴。这位医生又给他吃白虎汤清热生津，非但口渴不减轻，反而"饮入即吐"，水喝进去后马上就吐出来了，而且还"胸闭气喘"，觉得胸部闭塞，气喘，很难受。家人又请了别的医生，服了行气、清热、止吐的方剂，但都没有用。过了六七天，另一位医生来看，病人这时"脉微浮有力"，说明体质还可以，表证仍在；"舌苔微黄而润"，说明有水湿，并且已经化热；"身热不扬"，发热但温度不高；"面容暗淡"，也是水湿造成的证候。医生又问了他的二便，"小便短赤，大便如常"，再问他饮食的情况，"稍进干食"，尚不作呕。这位医生仔细地推敲了这个病证，认为虽然看起来是个实热证，实际上是个蓄水证，否则病人怎么吃得下干饭呢？他又想到《伤寒论》里讲"渴欲饮水，水入则吐者，名曰水逆"，便更加确定了。他这么分析：这个病人一开始喝了较多的凉水，体内阳气受到影响，气化功能已经失常了，再加上后来受了风雨，产生了表证。阳气不足不能化水生津，所以渴欲饮水，饮不解渴。但因"旧水不行，新水难入"，所以水喝进去后又吐出来了。在这个时候用银翘散、白虎汤等都是不对的，应该化气行水。病人还有发热，说明他受了寒湿之气，尚有表证，所以把五苓散中的白术改成了苍术，因为苍术既能祛湿又有一定的解表作用。"一服即瘥"，这个病案说明若对证下药，病很快就会好；如果不对证，药吃得再多也没有用，反而会加重病情。

谈淋病

古代医家很了不起，他们认为淋病与肾和膀胱的关系最为密切，是肾或膀胱有结石。巢元方是隋代人，他在《诸病源候论》里就提到："诸淋者，由肾虚膀胱热故也。""肾气通于阴，阴，水液下流之道也……膀胱，津液之府，肾虚则小便数，膀胱热则水下涩"，肾与膀胱相表里，肾虚小便就多，但是膀胱又有热，所以小便的次数虽然多，但是量很少，很涩。"数而且涩，则淋沥不宣，故谓之淋"，小便次数很多，但是点滴不畅，所以称之为"淋"。"小便出少起数，小腹弦急，痛引于脐"，病人的症状就是小便次数多，但量只有一点点，小腹部拘急，痛引脐中。

张仲景讲"淋之为病，小便如粟状，小腹弦急，痛引脐中"，到了隋代，巢元方说"诸淋者，由肾虚膀胱热故也"，而在清代《金匮要略心典》中，尤在泾则说"病在肾与膀胱也"。这就说明历代医家既有继承，又有发展。牛顿曾说过自己"站在巨人的肩膀上"，就是说别人在过去已经做了不少有益的工作，而他是在别人学术研究的基础上再有所创新。个人的知识毕竟有限，如果抛弃前人的东西，怎么能融会贯通呢？其实仲景也是继承了前人的成就并有所创新后形成他自己的学术体系的。

 ## 谈滑石白鱼散

《金匮要略·消渴小便不利淋病脉证并治》有滑石白鱼散，主治小便不利。由滑石、乱发、白鱼各二分组成，"上三味，杵为散，饮服方寸匕，日三服。"什么叫"白鱼"？"白鱼"在《神农本草经》里就有记载，《神农本草经》中称作"衣鱼"，主"小便不利"。它并不是鱼，而是从旧书堆——特别是线装书，或者旧衣服里头钻出来的小虫，所以《尔雅》解释为"衣书中虫"。这种虫子刚长出来的时候是黄色的，至老以后，身上有一层白粉，视之如白银，所以叫"白鱼"，又叫"蠹书鱼"，现在一般是找不到的。我家里有一些清代的线装书，放在柜子里，如果好长时间不去动它们，就会出现一两条这种小虫。我们现代的书一般是长不出这种东西的。白鱼能够活血、消瘀。乱发，也就是血余，我们现在开处方写血余，在张仲景那个时代还没有这个名称。血余也能够化瘀、通淋，还能止血。而滑石则清利湿热，利尿。所以这三味药放在一起主要就是化瘀清热而通利小便。

为什么叫"血余"？因为"发为血之余"，头发是血之余气化生的。所以阴血不足往往会造成白发、脱发，治疗这类头发的病，我们往往采用补血的方法。中医的理论有时是蛮有趣的，一个叫"发为血之余"，还有一个叫"齿为骨之余"，牙齿是骨之余气化生的。肾主骨，所以肾虚的人要掉牙齿。为什么人年纪大了，牙齿都要掉？说明肾精不足、肾虚，这是不可逆转的。

谈《素问·上古天真论》

我们学过《素问·上古天真论》，其中讲得很清楚，"女子七岁，肾气盛，齿更发长"，女子七岁，肾气充实了，牙齿就更换了，头发也长得茂密了；"二七而天癸至，任脉通，太冲脉盛，月事以时下，故有子"，十四岁时，生殖功能慢慢成熟，所以会来月经；"五七，阳明脉衰，面始焦，发始堕"，到了三十五岁，面色就憔悴了，头发也开始掉了；"七七，任脉虚，太冲脉衰少，天癸竭，地道不通，故形坏而无子也"，到了四十九岁，生殖功能衰竭了，月经往往也就停掉了。

所以时间是很紧迫的，大家要觉悟，要抓紧时间，要努力学习。

男子也是这样，"丈夫八岁，肾气实，发长齿更"，男孩子八岁开始换牙，小男孩要比小女孩调皮，为什么呢？因为发育要晚一点。"二八，肾气盛，天癸至，精气溢泻，阴阳和，故能有子"，"二八"，生殖功能开始发动了，这个时候如果结婚，可能就会有孩子了，当然这在现代是不可以的；但是到"七八"，也是"天癸竭"了，生殖功能就不行了。"七八"就是56岁，为什么60岁一定要退休？就是因为你已经不行了，到了60岁就应该退休，回去好好休息了。如果再用你，你也没有这个精力了，不是说你这个人不好，而是你的精力不够了。要让你再每天上8个小时的班，你身体会受不了的，而且脑子也动不起来了。为什么呢？"肾主骨，生髓"，到那时候，"精少，肾脏衰"，而"脑为髓之海"，脑也就不够用了。所以哪怕你事业做得很大，到60岁也得退休了，这是有道理的。《黄帝内经》多厉害啊！它所说的规律到现在仍是适用的。

人参味甘,大补元气

古代的人参能够生津止渴,而现代人工栽培的人参往往偏于燥热,生津止渴的作用不明显。野山人参确实是相当好的。"人参味甘,大补元气,止渴生津,调营养卫",这段话载于明代龚延贤的《药性歌括四百味》。这本书把药性编成了歌括,每味药就四句话,很简单,全书一共有四百味药。我开始学中医的时候,就学过《药性歌括四百味》。这本书还蛮有意思的,它讲的内容不多,但是把要点都抓住了。

和胃气,存津液

事实上,张仲景的整部《伤寒杂病论》,就是在说"和胃气,存津液"。在《伤寒论》里张仲景反复强调了这一点,在《金匮要略》里他还是不厌其烦地强调这一点。其目的是告诫医生在治病时,必须时时刻刻考虑病人的正气。胃气和,病就能愈,津液充足,病也能愈。有胃气则生,无胃气则死。胃气者,肺之母气,非常重要。如果病人老是吃不进饭,或一顿饭只能吃很少的食物,这就是胃气衰败,预后多不良。还有一种情况,如果病到后期,舌头光红,就像是剥了皮的老鼠,或去了膜的猪肾,这代表病人已经没有津液,基本上也是死症。

1975 年,我在一个医院里进修,医院里基本是以西医为主,外科给一个肝硬化脾肿大的病人做手术,把脾脏拿掉,术后病人发热,不能吃东西,于是请我去诊视,我一看那病人的

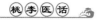

舌苔光红，没有一点水分，而且上边又有一些干黄的舌苔，我就跟外科主任说，这个病人，我看是不行了。这位主任不相信我的话，因为他是西医，不讲究看舌苔，他说不要紧，只要输液病就会好的。结果拖了3天左右病人就去世了。我们中医就是从病人的脉和舌苔里了解其津液的情况，这个病人的津液已经没有了，代表着疾病已到了相当严重的程度。所以张仲景"和胃气，存津液"这个论点很重要。还有《伤寒论》里讲的"胃气和必自愈"，意思就是说只要胃气调和，不一定要吃药，很多疾病也会自动痊愈。

谈"精""气"

从"气"（氣）这个字的结构来看，下面有一个"米"，代表气要靠每天吃进去的饭，经由后天脾胃的腐熟运化而产生。又如"精"字，也是如此，要靠后天水谷的精微来补充。先天之精是父母给的，遗传来的。为什么小孩子生出来以后马上就哭着要吃奶呢？就是要靠后天的饮食来补充先天的精气。若不吃饭，没有胃气，人很快就会死亡，这就是脾气虚会导致少气的原因。在此，我特别强调"气"与"精"这两个字，其实还想告诉大家，千万不要刻意地去节食，特别一些女孩子，为了身材苗条，连饭都不吃，这无疑是在伤害自己的身体。身体不好，再瘦也没有用！身体好才是最要紧的。不吃东西的话，精气肯定不足，精气不足，人就没有力气了。

2002年，我在杭州看过一位病人，这位女孩是杭州杂技团的一位演员，经常出访世界各国，正因为这份工作，她要保持漂亮、苗条，所以就吃得很少，到后来把身体搞得一塌糊涂,一点力气都没有了。因为她的胃已经饿得干瘪了,只要她吃一点东西,胃脘部就会很难受,甚至胃痛,最后连月经都停止了。后来她的一位老师,也就是杂技团的副团长把她带到我这儿来看病,我就告诉她老师,这女孩的病是由于长期不吃饭造成的,并且开了十全大补汤,即人参、白术、茯苓、甘草、当归、芍药、川芎、熟地、黄芪、肉桂,目的就是补气血。不吃饭自然气血就不足,人也会感到没有力气,最后连月经都没了。这女孩服十全大补汤两个来月,吃饭慢慢地多起来,后来月经也来了。"精"和"气"(氣)这两个字都与"米"相关,说明人体的"精""气"要靠后天的水谷之气来滋养,也要靠后天的水谷之气使脾肺之气充足。

开鬼门,洁净府

《素问·汤液醪醴论》提出"开鬼门,洁净府"以祛水气。所谓"鬼门",有的注家认为又叫"魄门",肺藏魄,肺与皮毛相合,所以把"鬼门"称作"魄门"。另外一种叫法是"玄府",玄府就是汗孔,就是毛孔,玄是黑的意思,是汗孔上毛的颜色。毛孔很小,但汗液可以从这里排出去。通过发汗来祛除水气,这叫"开鬼门"。至于"洁净府",是通过泻膀胱利小便,使体内的水气从小便排出去。所以,"开鬼门,洁净府"就是指发汗与利小便两种治法。当然,它适宜水气病的实证,而不是虚证。

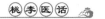

血不利则为水

《金匮要略》水气病篇云："经为血，血不利则为水，名曰血分。"在临床上我见到过血分病，有的妇女患水肿，若仔细询问她月经的情况，可发现她月经闭止，这种患者往往年纪不大，有的30多岁或40多岁月经就停了，然后产生了水肿。这种水肿用利水的方法是没有效果的，应该先治她的月经，月经通畅了，水肿也就会消退。所以张仲景告诉我们，有一些女子的水肿是由于月经不通引起的，正是"血不利则为水"。虽然从表面现象看，病是在水，实际上它源于血，是由血不利而产生的水，就是指瘀血造成的水肿。这种水肿病，为什么叫血分病呢？有个叫山田业广的日本人，他对《金匮要略》素有研究，写了一本书叫《金匮要略札记》。他说："分者，分在于一处而不能流通之谓。"所谓血分，就是血脉里有瘀血结在一处，不能流通，"血不利则为水"，所以产生了水肿。

老来疾病都是壮时招的

有一部明代洪应明写的书叫《菜根谭》，书里说，老来疾病都是壮时招的。有些老年人身体很差，实际上是青壮年时不知道保养，拼命喝酒抽烟，打麻将到通宵，或者性生活不节制，他当时觉得很舒服、很高兴，但年纪一大就倒霉了。所以说老来疾病是壮时招的，这话有道理。就像水肿病往往是多年慢慢积渐而成，如肝硬化腹水，是日积月累而成的，一旦爆发就来不及了；又如肾病，也不是一朝一夕得来的，但到了肾

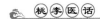

衰时，就已经来不及治疗了；肿瘤也是一样，到发作时大多到了晚期。许多疾病，病根早就在身体里头，发病时已经到晚期了。

用心学好方剂，务求烂熟于胸中

学中医必须要学好方剂，方剂就是治病的武器，中医如何治病？就是靠开处方。方剂分经方和时方，经方就是张仲景的方，另一种说法是唐代以前的方，即《备急千金要方》《外台秘要》以前的方，称为经方。而唐以后的方就叫时方，因此《温病学》里的方剂就都是时方。无论是经方或时方，我们都要用心去学，务求烂熟于胸中，并要融会贯通，以后上了临床就能够运用自如，得心应手了。另外，有时一个方治病的效力不够，必须要两个方合用，或经方和经方合用，或经方和时方合用，或时方和时方合用，这个方剂该取哪几味药？那个方剂又该取哪几味药？最后组合出一个最适合病人的处方。我们为什么要学方剂啊，就是为了让我们有治病的本事和招数。

腰以上肿宜发汗

这里有一个医案很有趣。覃某，女，50多岁，因全身水肿来治病。初起时脸睑水肿，继而全身水肿，按之凹陷，由于水肿厉害，体重由40kg增加到60kg，行动困难，食欲不振，大便软，小便少，脉沉小。西医诊断是肾性水肿。患者开始用五苓散、济生肾气丸这些温肾、利水的药，但是没有作用。

后来考虑病人先是从颜面肿起，符合《金匮要略》所讲"腰以上肿宜发汗"的宗旨，同时又回忆起《吴鞠通医案》里有治疗肿胀的医案，所以仿效吴鞠通的治法，用麻黄附子甘草汤。吃了三剂麻黄附子甘草汤以后，患者就开始汗出，一直到大腿以下都是汗，汗出过后顿时全身就舒服了，但是水肿并没有消除得很显著。发了汗，有所好转，接下去再用温阳化气的五苓散和济生肾气丸，小便就多了，一昼夜有十多次小便，过了两周全身的肿胀就消了，体重也恢复到40kg。这说明"腰以上肿宜发汗"这一治疗方法是很有道理的，对临床有一定的指导作用。

通阳不在温，而在利小便

清代叶天士提出"通阳不在温，而在利小便"，这是叶天士在《外感温热篇》里讲的。通阳就是通阳气，就是说通阳气不在于用温热的药，而在于利小便。因为主要是水湿邪气停留在体内，才使病人手脚冰冷。在这样的情况下，当先去湿，阳气才能通，手脚才能温。所以叫"通阳不在温，而在利小便"。同样的还有"救阴不在血，而在津与汗"，这些话都是能够指导临床的。

苦酒即米醋

《金匮要略》水气病篇有治黄汗的黄芪芍药桂枝苦酒汤，方中苦酒就是醋，米醋。古人称醋为"苦酒"。《素问》里早就讲到酒，《素问·汤液醪醴论》就专讲酒是药用的。我们中国最早做酒时，比较粗劣的酒，有些变质了，酒酸掉了，这个酒就是苦酒，没做好，就当醋用了。苦酒的作用主要是能够活血、祛除郁热，通过活血来祛除体内的郁热。

按照魏荔彤《金匮要略方论本义》的说法，最好是用镇江的红醋，镇江在中国的江苏省，出的醋比较好。所以一般买醋，很多人喜欢买镇江的醋，质量比较好。

谈黄疸

黄疸病古已有之，在《说文解字》中就讲到："疸，黄病也。"即指全身的皮肤、面目发黄，所以黄疸是以身目发黄为主症。这个"疸"字，古代本作"瘅"，瘅，就是热的意思，所以黄疸往往离不开湿热病邪。黄疸病的范畴相当广泛，从发病的机制来说，有由湿热引起的发黄；还有寒湿造成的发黄；还有由于误治，用了火劫发汗的方法而产生的发黄；还有燥结造成的发黄；还有房劳过度引起的，称为女劳发黄；还有一种叫作虚黄，主要是由于血虚发黄，并不是真正的黄疸，患者皮肤发黄，但目睛并不发黄，所以称为虚黄。黄疸病主要是以湿热发黄为主，类似于现代所谓的传染性肝炎、急性肝炎。对于黄疸的分类，在《金匮要略》里讲了好几种。广义的黄疸，有由于饮食不节而导致的谷疸；还有由于饮酒过度产生的酒疸，这个酒疸，类似于酒精性肝硬化；也有房劳过度，肾损所致的女劳疸。在治疗方面，仲景有很多方法，但主要方法是清利湿热。他认为往往是由于湿热造成黄疸，所以用清利湿热法作为治疗黄疸病的重点。

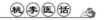

民族的就是世界的

只要辨证准确、得当，用张仲景的处方，确实是有疗效的。为什么现在还要读仲景的书啊？因为仲景的书到现在还有临床意义，还能启发医者的思路。我以前听一些台湾的同学说，这里的一些人只要能够背一小部分《医宗金鉴》，通过中医师执业考试，就能挂牌做中医了。实际上这种人根本不是真正的中医。真正的中医知识是很渊博的，从古代文史哲，到中医理、法、方、药的知识都要掌握，这是不容易的事。大家既然学了中医，我总是希望大家要学好，要用心去学。前天，我跟长庚大学医学院魏福全院长谈话，我就说我希望你们的学生起码有一半人要去做真正的中医，这样才达到了办中医系的目的。你办中医系，学生最后做西医去了，中医系还办来干嘛？起码要有一半以上的学生，愿意为中医事业奋斗。因为中医是一门很高深的学问，是中华民族的宝库。而且，中医与西医不同，西医要配合各种仪器设备和辅助人员，而中医靠的就是望、闻、问、切四诊，根据中医基础理论来辨证论治。

中医师不管年纪多大，都可以为病人看病。姜通先生，是台湾最年长的中医，已经96岁了，还在看病。2001年我曾拜访过姜老，我打电话跟他约时间，他叫我晚上9点多过去，因为他病人非常多，要到那个时候才能看完。后来我9点多钟到他诊所的时候，他还没看完病人呢！前两个星期，姜老给我打电话，他叫我星期六中午11点半过去，结果那一天我还是等到将近12点，他才把全部病人看完。姜老原先是浙江中医专门学校的第一届毕业生，曾经在台中的中国医药大学教过书。这个老先生身体很好,虚岁是96岁,周岁是94岁,老当益壮,了不起。他现在少则一天看90号,多则一天看100多号,门庭若市。我到台湾来,他很高兴,他说校长来了,因为我现在是浙江中医学院副院长,他原先是浙江中医专门学校第一届的学生。老先生到现在没回过祖国大陆,一直待在台湾那么多年。我是2000年到台湾就开始跟他来往,我跟他说:"你是现在台湾年纪最大的中医。"中医年纪越大,只要不糊涂,积累就越来越多。

我希望你们学中医就要学好,越是民族的东西,越能走向世界。不论美国人也好,日本人也好,为什么他们都要到中国来学中医?因为传统医学越来越受到重视。他们过去是不了解,现在了解了,知道中医是好东西。我来台湾之前,就有美国的学生跟着我抄方,到国内来学习自然科学的外国留学生中,学中医的人数是最多的。所以我讲要有远见。

我很佩服陈立夫先生,他是台中中国医药大学董事长,后来他一直致力于研究中国古代文化,并写了《四书道贯》。陈先生也非常支持中医事业,台湾的中医事业就是靠他的支持才能到今天这个地步。传统的东西有它的生命力,比如说台北的"故宫博物院",院里收藏的字画多好,如果你写的字能够超过这些收藏品,那你肯定是国宝了,而且是世界级的宝贝。现在祖国大陆好的书法家,一字值万金,但是有这样本事的人越来越少。我们要走自己的道路,学好我们的知识,我坚信你们会越来越好,因为越是民族的,就是世界的。我们有我们自成体系的东西,你要真正能够下苦功去学习。

当然,中医不好学,不好学在哪里?它跟西医不一样,西医搞理论的就是搞理论的,看病的就是看病的,而中医的理

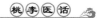

论和看病是完全结合在一起的。所以中医理论讲得好，肯定临床也好，必须要以中医的理论来指导临床。我真的希望大家好好学，要学好，一定要真正把知识学到手。

大柴胡汤治胆囊炎、胆结石

我在20多岁刚开始做医生的时候，当时没有临床经验，跟师看过一个胆囊炎兼胆结石的病人。这个病人出现了黄疸，经当地一个比较有名的中医治疗，就是用大柴胡汤加减。在大柴胡汤的基础上，加平地木与虎杖根，这两味药是退黄的，又能利水和化瘀，另外加了治疗结石的药如广郁金、金钱草及鸡内金等，病人服药以后，黄疸就退下来了，腹痛呕吐等症状也都一一缓解。我们过去在学习时，都会主动地向老一辈学习，把他们好的东西吸收过来。如果同学们今后到临床上遇到好医生，能从这个医生身上学到两三个临床上行之有效的方，在另一个医生处又学到另外两三个方，如此积少成多，自己的中医水平就会提高了。

谈惊悸

"惊"，按照《说文解字》，是"马骇也，从马，敬声"。是说马受了外来的惊吓，是由外感受到的一种刺激。"悸"，是"心动也，从心，季声"。所以"惊（驚）"的下边有一个马字，"悸"的偏旁是一个心字，古人造每一个字都有其道理。悸就是心里头扑扑地跳动，不是外来的刺激，而是由里产生的心中的

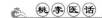

悸动。所以二者是不同的。但用作病名时，惊和悸往往是通用的，因为惊和悸都属于心经的病。

 谈红汗

我们在《伤寒论》里学到过："太阳病，脉浮紧，无汗，发热，身疼痛……剧者必衄，衄乃解。"就是说外感病厉害的话，会出现鼻衄，鼻衄之后，反而病解了，确实有这种情况。我们在临床上看到有的病人，外感之后有发热，然后出鼻血，之后病人发热反而退了，这种鼻衄称为"红汗"，即红色的汗。

我刚学医的时候不懂"红汗"这个词的意思，后来跟随一个著名的老中医张宗良出诊，某一天，一位病人来了，他患了感冒，并且出鼻血，此时张老先生对我说，他这种鼻血就是红汗，鼻衄之后，病邪反而去了，因此这种鼻衄是个好现象。

 中医有其特色

在仲景时期已经提到了瘀血的各种表现，所以中医的活血化瘀法是一个特色。活血化瘀是西医没有的，祛湿、理气也是西医所没有的。气机不通，用理气的办法，血脉不通，用活血化瘀的办法，还有一个湿，即上中下三焦的湿邪，怎么给它排出去，用祛湿的办法。这三种治法西医都没有，所以中医有其特色。

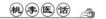

二丹桃红四物汤

我自己有一个方剂，效果很好，给大家介绍一下。我们在《方剂学》中学过四物汤，四物汤是理血的基础方，四物汤加桃仁、红花叫桃红四物汤，我在桃红四物汤里再加两味药，一味丹皮，一味丹参，叫二丹桃红四物汤。这个方剂我用了三十多年，祛瘀热的效果很好。我用这个处方治疗瘀血时，多把白芍改成赤芍，熟地改成生地，因为赤芍和生地有活血作用，而且能凉血，瘀血化热一定要凉血。再加两个丹，一个丹皮，一个丹参，丹皮既能活血又能凉血，丹参也能活血凉血。这个处方对一般的瘀血化热效果较好，相当厉害的瘀热可以用张仲景的下瘀血汤治疗。如果病人瘀热比较重，家里条件又比较好，可以把红花改成藏红花，因为藏红花的凉血作用更好，但价格也比较高，如果病人自己愿意用，医生可以给他开藏红花。

童便活血化瘀

童便就是小孩子的小便，一般是十二岁以下的小孩，若是发育了的孩子，其小便就不能用了。童便能够滋阴降火，也有止血的作用。在十多年前，西医提炼一种药，他们在公共厕所里放着大桶来盛小便，每到一定时候就会有人收集尿液，并由技术人员从尿中提炼一种叫尿激酶的药。这种药的价格很贵，它有活血化瘀的作用，可以治疗脑栓塞。所以古书里讲的东西实际上有它的合理性，有的古书里说吐血不吃童便的往往就要出问题，因为过去的人穷，医疗条件不足，人们如果碰到吐血，而家里有小孩的，病人就会吃童便，因为童便有活血化瘀和止血的作用。

我给大家讲一个《蒲辅周医案》里的案例。蒲辅周是我国最好的中医之一，已经去世很多年了。蒲老曾经治疗过一位病人，此人有胃溃疡和胃出血史，20多天前大便潜血试验呈阳性反应，追其原因，主要是过度疲劳，加上因公外出，逢大雨受冷，喝了葡萄酒后就突然吐血不止，精神萎靡。经医院检查，确诊为胃出血，但住院治疗两天后还是吐血不止，西医们恐此病会延致胃穿孔，故决定马上施行手术。但病人家属不同意，在半夜请蒲老诊治。蒲老认为吐血已经两昼夜了，如果胃没有穿孔，还可以吃中药止血。询问病因，是由于受寒饮酒引起的，不能完全用凉药来止血，故决定用柏叶汤温通胃阳，消瘀止血。蒲老开了柏叶汤的原方，即柏叶三钱、炮姜二钱和艾叶二钱，浓煎取汁，再兑入童便60ml，频频服之。病人吃了药，到第二天早上吐血就慢慢止住了，但舌质淡，而且没有舌苔，这说明气阴已伤，所以蒲老在原方基础上再加西洋参四钱和三七末二钱，西洋参能补气摄血，而三七能够止血消瘀，病人吃了药以后血就止住了。之后，蒲老再给他吃了一些补气血的药，体力也就逐渐恢复起来了。

遣方用药一定要对证，辨证要有水平

蒲辅周先生善于用《金匮要略》的方和温病学派的方，所以他的方剂药味与剂量都很少，是真正的大医。有的医生剂

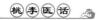

量很大，或者药味很多，反而不能对证。就像烧一个菜，配料越多并不一定越好吃，有时候反而更难吃。所以遣方用药一定要对证，而且辨证要有水平。我25岁时就曾很仔细地阅读《蒲辅周医案》，他还有一本著作《蒲辅周医疗经验》。两本都是很好的书，把蒲老的病案和临床经验都记录下来了。现代中国最好的医案我认为就是《蒲辅周医案》，还有《岳美中医案》，非常值得阅读。

伏龙肝止血

仲景黄土汤中的黄土又叫灶心黄土或伏龙肝，现今在城市里是见不到了，但在偏僻的农村或许还可以找到此药。过去农村里的灶，上面是灶头，下面把柴火放进去烧，在铁锅底下中间的这块砖，烧的时间长了，或七八年，或十来年，会被烧成黄里透红，这块砖就称为灶心黄土或伏龙肝。为什么叫伏龙呢？过去供灶君菩萨，灶神又叫伏龙。《本草纲目》引陶弘景曰"此灶中对釜月下黄土也。以灶有神，故号为伏龙肝。"伏龙肝有很好的止血作用，但现在药房里都买不到了。

我曾用过此药，确实有效。1973年我在乡下做医生，有一天早上约5点钟，有乡民敲我的门，说是有一个人突然便血很多，请我马上去看。这位病人得了肝硬化腹水，由于门静脉高压，造成上消化道出血，大便很多，全是黑色的，此时病人脸色发黄，一点血色也没有，四肢摸上去是冰凉的，舌是淡白色的。按中医的说法，此病就是脾阳虚，不能统血，我就想到了黄土汤，吩咐病人家属把大灶头下这块砖取出来，但他们家里没有大灶头。在农村，一般要条件比较好，人比较多,有十来口人吃饭才能有大的灶头。后来他们就跑到隔壁人家去,跟他们说明情况,把砖给借来。我再给病人开补气健脾、补血止血的药,仿理中汤意,用党参、白术、炮姜、炙甘草温中止血,加当归炭、炒白芍以止血补血,仙鹤草以助止血,最后加上伏龙肝。伏龙肝怎么煎法?就是这块砖取来之后,打掉一个角,先用水煮,煮了之后,待其沉淀后把水倒出来,然后用这个水煮药。每天敲一点砖煎药吃,结果吃了两剂药,血就止住了。

还有一次是在杭州,1986年一个肝癌末期的病人出现了上消化道出血,我用了黄土汤,也叫他用伏龙肝,但他家里没有这个药,后来他的两个儿子跑到乡下去问一家农户要,农户家里才刚刚吃完晚饭,灶头还烫着,这两兄弟就把伏龙肝挖了出来,并答应第二天给补一块砖进去,再给他们一点礼物,结果证明止血效果很好。日本用伏龙肝治疗妊娠呕吐也有很好的效果,也是通过其温中止呕的作用来实现的。

黄土汤中的灶心黄土可用赤石脂代替

使用黄土汤,如果没有灶心黄土的话,可用赤石脂来代替。清陈修园《金匮要略浅注》就提到赤石脂和黄土作用是差不多的。赤石脂也能温中止血,并有收敛作用。我临床上用这个处方一般再加两味药,一味是人参,还有一味就是参三七。人参配黄土汤中的附子是取参附汤的意思,因为大出血以后阳气就衰退了,气不能统血,所以加人参,如果病人经济条件差一点的,可以用党参,但剂量要大一点,起码要用到

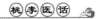

一两左右。参三七又叫人参三七,除有止血作用,还有补气作用。

学仲景方关键在学配伍

我们为什么要学仲景方?为什么要学方剂学?关键就是要学配伍的方法,医生用药,用来用去都是药房抽屉里的这几味药,但方剂好与不好,关键就在于药物的配伍。这就跟大厨师做饭一样,好的大厨无非也是配菜选料得宜,所以中医如同烹调。我看过一本民国时的医书《士谔医话》,它说中医就好像小炒,而西医就像罐头食品。罐头食品,打开来就能吃,小炒就非得让厨师来弄不可,炒得好的话比罐头食品好吃,若炒得不好,味道也可能远不如罐头食品。我觉得这话很有道理,你若方开得好,疗效就会超过其他医生开的方,但若开得不好,就说明你的中医水平不如人家。若你肯花精力去学中医的话,未来肯定会有好的成果,所以趁年少的时候大家一定要努力。

仲景书要反复学,反复琢磨

在临床上,只要用对了经方,就可以见效。后世的方当然也不错,总是因为有治疗效果才能够被流传下来。但经方的效果往往更明显,所以叫经方。陈修园注《十药神书》谓:"余治吐血,诸药不止者,用《金匮》泻心汤百试百效,其效在生大黄之多,以行瘀也。"意思是他治疗吐血,人家用过什么药都止不了的，用《金匮》泻心汤则"百试百效"，其关键是用生大黄，而且生大黄剂量相对较多。大黄能够行瘀、清热及止血，可使火热邪气往下走，故能泻心中的火热，火热去了，血也就能止了，当然这个病人应该还有便秘症状。张仲景的书写得很简单，在临床上还要结合病人的舌苔与脉象来看，当脉洪大有力、舌尖红而苔黄、大便较干时，用泻心汤就对了。仲景的书每读一遍就有一遍的心得，要反复学，要真正定下心来反复去琢磨它，再结合临床，最好还有好的老师来带，这样才能真正地掌握经方。

内陷就是病邪深入

我们学《伤寒论》，或者看一些注家的注解，称什么什么为"……内陷"。什么是内陷？我过去也看不懂，后来思考了很久，内陷就是病邪深入，往里去，等于掉入了一个泥坑，慢慢地陷进去，就是说这个病越来越深重。

苦辛通降治湿温

我 20 岁学医时，有位余叔卿老先生对我很关心，他把珍藏的一部书《张聿青医案》借给我学，张聿青是清末江苏无锡的一位名医。这部医案老先生保存得很好，老先生知道我喜欢学医，就把这本书借给我看。《张聿青医案》治疗湿温证，往往就用四味药：半夏、干姜、黄芩、黄连。湿为阴邪，热为阳邪，湿热合在一起，即寒热互结，这时候光祛湿不行，光清

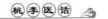

热也不行。湿热在体内,影响中焦脾胃的升降,往往心下痞满,吃不下饭,胸闷,舌苔腻而黄,所以用半夏、干姜、黄芩、黄连四味药,正是针对寒热互结、湿热病邪的。我看了以后,有点受启发,但是一直没用过。后来在农村当医生的时候,有个病人跑来看病,诉心下有块,胀胀的,很硬。我想,这个可能就是心下痞。病人舌苔虽然有点黄但是不干燥,是水滑的。我考虑是寒热互结在中焦,就用这四味药:半夏、干姜、黄芩、黄连,再配伍理气药物如枳壳、厚朴之类。结果服了三剂,心下痞就消失了,心下不硬了。这些都是古人的经验,我们刚学医的时候,就知道治寒病用热药,治热病用寒药,但想不到寒药与热药如何结合运用。这要等到你学习到一定的程度,才会运用。当然也要好好考虑寒热两方面的因素。对于湿温病,后世医家治得比较好,但也是脱胎于张仲景,慢慢地再加入了他们的一些经验。

黄芩枯泻肺火,子清大肠

黄芩有两种,一种称为"枯芩",枯芩的中间有点空,主要能清肺热;而"子芩",很结实,中间是不空的,主要是清大肠热。《药性歌括四百味》有云"枯泻肺火,子清大肠"。

生姜乃"呕家圣药"

《备急千金要方》里讲到:"凡呕者,多食生姜,此是呕家圣药。"2004年4月,我去了澳大利亚。在澳大利亚可以乘潜艇看海下的生物，但由于海浪，潜艇常常动摇，很多人都会呕吐。当地有药给大家吃，可以止呕。我也吃了，这个药就是生姜，当地人用生姜制成止呕药。

看病要反复琢磨

我说个病案给大家听听。罗姓小男孩，4岁，1986年8月5日初诊。长期便秘，出生后一直便秘到4岁。经常是3～4天一次大便，一定要用开塞露塞肛大便才得以下，而且经常鼻衄，饭吃不多。孩子的父亲跟我是中学时代的同窗好友，请我帮忙看看。我到他家时，小孩已经4天没解大便，舌苔黄，舌质红，辨证有热象，但我考虑长期便秘，又是小孩，所以清热之药不敢轻易用，没有立即开处方。中午一起吃饭，小孩吃完饭后，刚离开饭桌3～5分钟，马上将饭菜全部吐出来了。我马上记起《金匮》有云："食已即吐者，大黄甘草汤主之。"当时我经常看《金匮》，正好脑子里冒出这一条文，之前我都没有用过，就那天用上了。做医生，有的病几分钟就能辨证出来，而有的病没法短时间辨证清楚，所以我觉得那天的饭还真值得，如果一开始就开了清热的药物，那很大可能没有效果。我马上就开了处方，就两味药，大黄二钱，甘草一钱半。小孩父亲去买药，很便宜，才一角二分钱。配完药物后立马就煎了吃，吃完药大概是当天下午2点钟，差不多到3点钟小孩就解大便了，没有用药物塞肛，也没有腹痛等副作用。因为我有事要回杭州，便嘱咐孩子的父亲，两剂药吃完即停，更换另一个处方再服。攻下药不能常吃，所以让小孩接着服增液汤（玄参、麦冬、生地）加味。

吴鞠通曾云："以补药之体，作泻药之用。"增液汤是补药，但是它起到泻药的作用，因为它能滋阴润肠通便。用玄参、麦冬、生地，加上麻仁、杏仁（麻仁丸里就有麻仁、杏仁）能润肠，再加紫菀、枇杷叶。这个方子蛮有趣。为什么要加紫菀、枇杷叶？叶天士《临证指南医案》里治疗大便不通，他认为要开肺气，因为肺与大肠相表里。紫菀是降气的，枇杷叶也是降气的，肺气一降，大便就通。有养阴的药，有润燥的药，有降肺气的药，大便肯定就通了。我就用此方再给他吃了五剂。五剂过后，到了 8 月 25 日，他父亲再来找我，说吃了此方后，小孩大便一直正常，也没有其他的不适症状。我让他守原方继续吃，就加了一味瓜蒌，瓜蒌也能润肠。现在这个小孩子已经工作了。

这个病案，我很有感触。第一次"食已即吐"，用大黄甘草汤，两味药，一角二分钱。第二次，我就用叶天士治疗温病的方法。所以我们都要熟记中医书籍，该用温病方就用温病方，该用伤寒方就用伤寒方。大黄甘草汤解急，但不宜长服，所以接着给他吃增液汤。吴鞠通称增液汤为"增水行舟"，舟即是船，以此比喻肠道中的大便，为什么大便不通？就是由于津液不够，水分不够，那么就要增加水分，养阴生津，就像小河里的船开不动了，搁浅了，只要河水多了，船就能开动了。麻仁、杏仁，是根据脾约证之麻仁丸使用的，主要治脾阴不足。用紫菀、枇杷叶则是根据温病学家的理论，肺与大肠相表里，肺气通降了，腑气也就通了，大便就能够畅行。

我再讲个小故事。北宋的太师蔡京，患便秘，大便数日不通。当时有个名医叫史载之，给蔡京诊完病后，说："你给我二十文钱。"史载之就拿着这钱去买药给蔡京吃。买了一味药，就是紫菀，入肺经，降肺气，肺与大肠相表里，所以蔡京吃了药以后，大便居然通畅了。

这里讲了我应用大黄甘草汤的一点体会。我认为看病要反复琢磨，而且最好要跟病人生活在一起，比如一起吃顿饭，对辨证有好处。如果那天我不吃饭，就开不出大黄甘草汤。张仲景就在《伤寒论》序言中批评了当时的一些医生，"怪当今居世之士，曾不留神医药，精究方术……但竞逐荣势，企踵权豪，孜孜汲汲，惟名利是务"。张仲景认为，学医一定要"勤求古训，博采众方"，才能"上以疗君亲之疾，下以救贫贱之厄，中以保身长全，以养其生"，学医对社会、对自己都是很好的事情。

学医可疗亲人之疾

学医后，可以给父母、亲人保健养生。父母年纪大了，疾病也越来越多，超过60岁以后是一年不如一年，超过70岁以后是一月不如一月，超过80岁以后是一天不如一天。古人称年纪大了为"风中残烛"，就像是风中的一根蜡烛，看着是蛮好的，能点亮，但是一有动静，一阵风来蜡烛就灭了。自己学医学好了，就可以给父母治病，不需要一点小毛病就去医院。以后包括你的先生或太太、孩子都会受益，小孩得病了，也不用一天到晚抱着上医院了。

现在的孩子都是宝贝，得了一个病就马上送医院。如果你自己知医，就可以自己给他治疗。我孩子的病就是我自己治疗的。我女儿读幼儿园的时候，得了败血症，很严重，当时送到了浙江省儿童医院住院。医院儿科主任跟我关系不错，

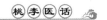

他说："你把孩子送到我这里，你就放心吧。"但治疗十余天了高热都不退，什么抗生素都用了也没有用。后来儿科主任跟我商量说，医院用西药，你用中药，一起用。我想这样也是个办法。我仔细一辨证，孩子舌尖很红，小便不畅通，而且小便化验有细菌，所以就开了导赤散，生地、木通、生甘草、淡竹叶，再加泻心汤，即黄芩、黄连、大黄等，几剂药吃下去后热就退了。当然我没有抹杀西医的功劳，他们使用抗生素，输液二十多天，我开中药吃了十六天，女儿病愈出院了。所以如果光是靠西医也不行，中医有中医的长处，西医有西医的长处，西医也有束手无策的时候，必要的时候要中西医互相配合。如果我不懂中医，那就只能束手待毙。祖国医学是个宝库，有时候看似不起眼的几味中药，却能治好大病。

留得一分阳气，便有一分生机

阳气是生命的关键。《素问•生气通天论》里说到阳气的作用："阳气者若天与日，失其所则折寿而不彰，故天运当以日光明。"所以《伤寒论》中时时刻刻提到阳气，留得一分阳气，便有一分生机，特别强调阳气对人的作用。到了温病学派，又提出了补阴液，留得一分阴液，便有一分生机。为什么呢？因为温热病发高热，高热容易伤阴，所以说留得一分阴液，便有一分生机。因此我们要把这两者结合起来，不能偏离任何一方面。但古代是更重视阳气的，明代张景岳也非常重视阳气，《类经•求正录》中附有一篇《大宝论》："天之大宝，只此一丸红日；人之大宝，只此一息真阳。"

大实有羸状

《醉花窗医案》记载：张某的夫人得了痢疾，多次治疗无效。病人五十余岁，甚枯瘦，脉浮数，问她有没有发热，她说有；问她有没有口渴，她说很渴；问她肚子里有没有胀痛，她说是的。这就是大实有羸状，病是实证，但是有枯瘦羸弱的表象。王堉医生就告诉张某，病人看起来是虚的，但实际上是实证，非下不可。张某不相信医生的话，说她的身体本来就虚，得了痢疾就更加虚了，再攻下恐怕不合适，或者稍微给她通一下也就可以了，不要通得厉害。医生告诉他稍微通利一下是没用的，如果再晚几天的话，会发展成噤口痢，噤口痢就是完全不能吃饭，什么东西都吃不进去。她丈夫没有办法，就让医生开处方，医生就开了大承气汤。过了几天，张某家人又来请医生去看，并告知因为害怕大承气汤攻下过剧，之前把芒硝减掉了。医生告诉来人说不吃芒硝就不要来找我治了。来人回去如实告知，张某就勉强加了芒硝再给夫人服用。服药半个时辰后，肚子里有下坠的感觉，突然就"下如血块"数次。我个人认为下如血块，即大便颜色暗黑，是由于燥屎在体内日久所致。病人没有力气，躺在床上，但是痢疾却止住了。再过了一天，张某又派人来问医生，医生说病邪已去，不必再下，但是病已伤阴，而且病人很枯瘦，便给她开了芍药汤来调和，吃完之后病就好了。这个病案说明大实有羸状，虽然人很枯瘦，但是病人脉数，有发热，有口渴，有肚子胀痛，是大实之证，所以用大承气汤来治疗。这个医案很有意思，这位王堉医生很有把握，一定是有丰富的临床经验，所以敢说一不二，说明他在当地是个医学权威。

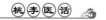

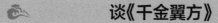 谈《千金翼方》

在孙思邈那个时代——唐代，虽然距离汉代不是很远，但是已经不太容易看得到仲景的著作，孙思邈很感慨，他说："江南诸师，秘仲景要方不传。"他说江南有一些医师很保守，不肯把仲景方传给大家。孙思邈在 70 岁的时候完成《备急千金要方》，他当时可能对仲景方还没有深入的研究，后来他对仲景方好好地进行了研究，所以他认为还有很多的东西要写下来，又过了 30 年，到他 100 岁时，他写成了《千金翼方》。为什么要写《千金翼方》？翼，就是辅翼，意为补充《备急千金要方》的不足。据考证，孙思邈至少活了 101 岁，因为他 100 岁的时候还写了《千金翼方》，所以他有可能远远超过 100 岁，但超过多少就不是很清楚了。孙思邈人称孙真人，因为他三教皆通，儒教、道教、佛教都很精通，所以他有很好的修养，寿命很长。为什么叫《千金方》？他说："人命至重，有贵千金，一方济之，德逾于此。"人的生命是最重要的，比一千斤黄金还要贵重，所以我如果能用一个处方来救他的命，治好他的病，从道德上来说比给他一千斤黄金还贵重。孙思邈就把他的书命名为《备急千金要方》，备急就是在急症和各种疑难病症时要用的方，又如葛洪的《肘后备急方》，也是治疗一些急症的，而且就放在手边，随时能派上用场。孙思邈很了不起，被称为药王，在他的老家——陕西耀州，就供奉着药王庙，有一次我到四川成都，有一座道教的青城山上也有药王庙。

古书里的"毒药"有两种意义

古书里的"毒药"有两种意义，一是所有的药都称毒药，因为凡药均有偏性，所谓"是药三分毒"；还有一种是专指有毒的药。《周礼》有一篇叫《医师》，专门讲到医师要"聚毒药以共医事"，聚集各种各样的药物，这里"毒药"是各种药物的总称。这个"共"，就是"供"，供给医师治病用的。药有它的药性，就是其偏性，或是寒的，或是温的，或是热的，或是平的，所以这里的"毒药"是药物的总称。而狭义"毒药"为有毒的药物。

有故无殒，亦无殒也

《素问·六元正纪大论》说："有故无殒，亦无殒也。"王冰是第二个注解《内经》的人，认为"故"，就是癥病，妊娠期间，按常理是不能吃活血化瘀药的，但如果有癥病，有病则病当之，可以用活血化瘀药。"殒"，是死亡的意思，如果真的有癥病，用了活血化瘀药，既能保全母亲，胎儿也不会死亡。

"有故无殒，亦无殒也"，为什么会有两个"无殒"？第一个"无殒"是指孕妇；第二个"无殒"是指胎儿。妊娠有病，用比较厉害的药，比如说活血化瘀药、温经散寒药，对孕妇没有问题，对胎儿也没有问题。但是下面又有一句经文，叫"衰其大半而止，过者死"。所以读《内经》不能断章取义，要把全文给大家讲一下。"大积大聚，其可犯也，衰其大半而止，过者死"，就是说积聚、癥块之病，我们可以攻下，但是攻至大半，

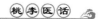

就应中病即止。这是要在临床经验指导下使用的，并不是胆大就可用。做医生很不容易，要战战兢兢，如履薄冰，如临深渊。稍有不慎，就要出问题，责任重大。

"疞"字的读音

《金匮要略·妇人妊娠病脉证并治》云："妇人怀妊，腹中疞痛，当归芍药散主之。"腹中疞痛的"疞"字读音，在中医界有几种说法。一种读"绞"，"疞"同"疝"，这两个字是相同的，在古代，实际上最早是"疝"，后来才有"疞"字，这个"疞"就指腹中急痛，即拘急而痛，痛得较厉害。另一种读"朽"，是指绵绵作痛。我念作"绞"，是根据第一种说法，我也认为"疞"通这个"疝"。《说文》就有"疝"字，"疝，腹中急也"，即腹中拘急作痛。然后在《广韵》，一部近千年前的宋代语言文字的书里，说"绞""疝""搅"三个字"同古巧切"，音同义同，就是指腹中急痛、绞痛。

医中百误歌

我建议大家找一本书看看，这本书叫《医学心悟》。《医学心悟》的首卷第一篇叫《医中百误歌》，做医生要了解治疗过程中各种各样的失误，有些是医家的原因，有些是病家的原因，有些是煎药的原因，有些是药材的原因，有些是旁人的原因，很有意思。所以做医生不能随随便便，有各种原因会导致疗效不好，造成失误，确实很难。

白术、黄芩是"安胎圣药"

朱丹溪提出一个学术观点,说白术、黄芩是"安胎圣药"。因为胎儿在母体里,要靠脾胃之气养胎,所以要用白术。朱氏又说"产前当清热",妊娠阶段,如果血分有热,血热妄行,会导致流产,所以妊娠期间不宜吃得太热,而且往往要吃清热药物黄芩。正如《丹溪心法》所说:"产前宜清热,令血循经而不妄行,故能养胎。"所以说白术、黄芩是"安胎圣药"。后世医家在安胎药里往往也用白术、黄芩,再配当归、芍药、川芎这类药。

 ## 逐月分经养胎法

《脉经》卷九记载了"逐月分经养胎法",这源于仲景的学术思想。即:妊娠第一个月,是足厥阴肝经养胎,因为肝主藏血,要阴血来供养胎儿;第二个月是足少阳胆经养胎;第三个月是手少阴心经养胎;第四个月是手少阳三焦经养胎;第五个月是足太阴脾经养胎;第六个月是足阳明胃经养胎;第七个月是手太阴肺经养胎;第八个月是手阳明大肠经养胎;第九个月是足少阴肾经养胎;第十个月是足太阳膀胱经养胎。

下面介绍妊娠逐月养胎的两则医案。有一位妇女在怀第三胎的时候,咳嗽很厉害。据述前两胎也是到第七个月的时候有咳嗽,第二胎因为咳嗽很剧烈还导致了小产。医生仔细地询问她,病不是由外感引起的,就是怀孕每到七个月就咳，而且她面色㿠白，语言气短，认为她痰涎虽然很多，但主要是肺气不足，输布津液无权乃聚而成痰，当然也跟脾虚有关，因为脾为生痰之源。所以就要用补肺补脾的药：党参、黄芪、白术、山药等培土生金以治其本，再加二陈汤化痰以治其标，服药十剂而愈。此属肺气之虚者。

另有一位妇女，也是到了妊娠七个月时，咳嗽、鼻衄、鼻干，此属肺热，所以用泻白散，即桑白皮、地骨皮、生甘草、粳米，以泻肺热。加黄芩清肺气；沙参养肺阴；白茅花，就是茅草长出的花，有止血作用；再加茅、芦根，芦根能清肺热，茅根能止鼻衄。三剂而鼻衄止，又以前方去茅根、茅花，加梨皮润肺，款冬花止咳。这两个病案就说明七个月的时候是肺经养胎，往往会出现肺经相关的病症。

我十九岁的时候跟张宗良老医生学看病，张老先生是位很著名的中医，在抗日战争以前已经很有名气，当然现在早已经去世了。有一位孕妇咳嗽来看病，老先生就问她怀孕几个月，她说是七个月，老先生就跟我说这叫"胎火咳"，是由肺热造成的，他用清肺热的方法来治疗。当时我虽然也学了一点中医，看了一点书，但没有想到这些问题。怀孕到七个月的时候，往往能见到这种肺系的症状，如咳嗽，还有些病人不得小便，为什么不得小便？仲景就说"怀身七月，太阴当养不养"，太阴肺是通调水道、下输膀胱的，肺的通调水道作用受影响，所以产生腹满、不得小便、从腰以下重这些情况。当然这些情况跟心火也有关，所以通过泻心火，使心火不乘肺经，肺的通调水道、下输膀胱的作用正常了，小便也就通利了。所以中医真的很深奥，我们学到现在都只学了些皮毛。

药补不如食补，食补不如神补

《金匮》当归生姜羊肉汤是一个很好的处方，这里有两个医案，我们可以学一下。第一个医案，是周某某的内人，冬天产后，少腹绞痛，医生认为这是产后瘀血所致的疼痛，古人又叫儿枕痛。产后的腹中绞痛，一般都用活血化瘀药，如生化汤、失笑散之类。但这个病人用了祛瘀的药后反而越病越重，到后来手不能触，痛甚则呕，二便紧急，欲解不畅，而且腰胁俱痛，痛得很厉害。又请两个医生来看病，都说还是要祛瘀、攻下，通则不痛。后来谢映庐先生就说了："这个人气血虚弱，人也比较瘦，怎么吃得消攻逐呢？主要是生了孩子以后，寒邪乘虚而入，所以造成了腹痛，也是拒按的，跟受寒的腹痛没有区别。"所以仿张仲景的治法，给其服当归生姜羊肉汤，因为兼有呕吐，再加点陈皮、葱白。这葱白也是厨房中做菜用的调料，跟羊肉一起煮，吃了以后就微汗而愈。这是当归生姜羊肉汤治疗产后腹痛的医案。

第二个医案是用当归生姜羊肉汤治疗虚劳不足。一个男教师，三十多岁，过去身体是很好的，由于不善摄生，身体越来越差。在三月份出现了咳嗽吐血，后来吃了药，血止了，但病并没好。到了下半年，这个人就形体消瘦，面色㿠白，还有咳嗽、气喘、吐痰、四肢清冷、腹中疼痛、饮食日减，还有寒热、畏冷、脉细涩沉迟、舌质淡白少苔。主要是失血以后，未能很好地保养，拖延日久，气血虚寒，就变成损怯，损怯就是虚劳、虚损，但他用了温中补气、润肺止咳之剂也没有什么效果。一天正好碰到杀羊，他就问医生："我能不能吃羊肉呀？"那医生就想起《金匮》的当归生姜羊肉汤"并治虚劳不足"，就说能吃，然后开了个处方：当归二两、生姜二两、羊肉一斤，用文火炖烂吃。第二天病人说，比较我原先吃过的方剂，这个方效果最好。精神体力好了，身体也觉得舒服了。再进数服，咳、喘、腹痛、怕冷都慢慢地消除。吃了十几次当归生姜羊肉汤，病就完全好了。后来这医生每遇到气血虚寒的患者，就用这个方，确实是屡见功效。这个医案也很有趣。

仲景用"当归生姜羊肉汤"，是食疗，主要以羊肉为主，然后加点姜、当归，还可以加点葱白、黄酒。既能补气血，又能散寒，所以叫"药补不如食补"。药毕竟苦、难吃，这好吃呀。还有另外一句话，叫"食补不如神补"，这个"神"指精神，就是说不要过分消耗自己的体力。第二个医案就是患者自己不善摄生造成的。不善摄生，比如说赌博、打麻将熬上一个通宵；或者拼命去干力所不及的活，比如说这个农民挑稻谷，只能挑一百斤，他非要挑一百五十斤，也是要出毛病的。保养自己的精神体力，这很重要，保养好精神，好多病就可以不生了。

《内经》很多条文就讲到这些。《内经》说："今时之人不然也，以酒为浆，以妄为常，醉以入房，以欲竭其精，以耗散其真，不知持满，不时御神，务快其心，逆于生乐，起居无节，故半百而衰也。"现在很多人半百而衰，我到林口长庚医院去乘车，看到有些人坐在轮椅上被推出推进的，很可怜。实际上就是告诫我们要知道保养，不要等到病很深重了再行医治。就跟衣服一样，稍有一个小洞可以补，破得太厉害，就没法补了。看病也是这样，真虚损到相当严重，即使有华佗、扁鹊也难以回生。张仲景有好多条文说"死不治"，特别在《伤寒论》里头，有好多不治之症。特别是肿瘤呀、肝硬化呀，说得难听一点就好像是人间地狱。地狱是没有的，但他得了这个病，就是身处人间地狱了，相当痛苦。疾病的折磨，药物的折磨，放疗、化疗也很厉害呀，在杀死肿瘤细胞的同时，也把正常的细胞给破坏了，苦不堪言。所以一定要好好保养，"药补不如食补，食补不如神补"，这很重要。

谈阳旦汤

《金匮要略》妇人产后病脉证治篇云："产后风，续之数十日不解，头微痛，恶寒，时时有热，心下闷，干呕汗出，虽久，阳旦证续在耳，可与阳旦汤。"但该条文后未列出阳旦汤的药物。阳旦汤，实际上就是桂枝汤，我过去也不了解什么叫阳旦汤，为什么桂枝汤叫阳旦汤？后来跟几位中医教授一起聊天，当时我还弄不清楚阳旦汤这个方名，经来自湖北的一位中医教授跟我解释，我才豁然开朗。阳旦汤，就是阳经的第一个处方，"阳"，就是阳经，太阳经；"旦"，就是元旦的旦，元旦是一年的第一天，"阳旦"就是治疗阳经的第一个处方，而翻开《伤寒杂病论》，第一个处方就是桂枝汤，所以桂枝汤又叫阳旦汤。后世对阳旦汤也有不同的说法，一种说法是阳旦汤就是桂枝汤；还有一种说法，说阳旦汤是桂枝汤加黄芩，这种说法在《备急千金要方》及《外台秘要》里提到；另有一种说法，阳旦汤是桂枝汤加附子，这是陈修园提到的。这三种说法，就我个人的理解，应该说阳旦汤就是桂枝汤。当然也可以加黄芩，因为风为阳邪，风邪留久了以后往往有热化的趋势，此时可以适当加入黄芩。

我曾经治过一个病人，有一年冬天很冷，又下雪，一位中年男子晚上洗澡，一开始有热水，洗到一半，肥皂都打了，但

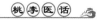

热水停了，他没办法，只好用冷水把肥皂冲洗干净。洗完以后他就感冒了，出现了头痛、恶寒、发热、汗出这些症状，又是好几天，很难受。他还兼有一个症状，就是口苦，所以我用桂枝汤加黄芩。桂枝汤针对他的发热、恶寒、汗出、头痛，治疗风寒；因为口苦，所以加黄芩清热。吃了几剂，这个病就好了。所以我认为桂枝汤加黄芩有它的道理，因为过了几天病邪往往就会化热。但病还没到少阳，也没到阳明，还是在太阳，但已经有化热的问题，所以可以加黄芩，这是我个人的体会。

中医治病就是辨证论治，出现什么证就用什么方，有是证则用是方，有是方则用是药。同时也是说在杂病里头包含了伤寒，有外感病；在外感里头也包含有杂病。所以我们为什么要把《伤寒论》与《金匮要略》一并作参考呢？因为这两本都是仲景的书，合就全了，分就不全，这两本书的条文一定要合起来参考。

培其正气，败其邪毒

如果正气虚弱的人有表证，我们给他解表、发汗，他正气就更伤，所以我们要在补气甚至是温阳的基础上再给他解表，因为扶正可以帮助祛邪。所以《方剂学》专有扶正解表章节，其中有一个方叫人参败毒散，人参败毒散就是在大量的解表药当中，加一味人参。为什么叫"败毒"？就是"培其正气，败其邪毒"。实际上张仲景早已给我们做了这种示范，他治疗产后阳气大虚，又感受风寒邪气的患者，就是在扶正的基础上，再加解表药。也就是"培其正气，败其邪毒"，这个邪毒就是风寒邪气。具体的方剂，就是《金匮要略》的竹叶汤，主治"产后中风，发热，面正赤，喘而头痛"。后世的扶正解表，也是从张仲景那里发展而来的。扶正是为了解表，正盛才能邪去，邪去则表解，这时用人参、附子，不是单纯的滋补，而是为了更好地解表。

知其要者，一言而终；不知其要，流散无穷

《内经》上有这么一句话："知其要者，一言而终；不知其要，流散无穷。"知道要点、关键点，那一句话就可以点明；要是抓不住要领，即便说了好多话，也根本没用。所以《内经》里有些好的话，学了就可以受用一辈子，有好多话要背、要记。现代不少中医的基本功不行，他不去好好地背诵和记忆。当然中医也比较复杂，但学到一定的时候就不复杂了，任何东西都是这样，这叫"学、会、精、通"。首先是学，学到就会，会了就要精，精到后来是通，通就是把中医融会贯通。所以真正学中医融会贯通的人，他《内经》会讲，《伤寒》会讲，《金匮》会讲，《温病》也会讲，方剂、中药、内科更会讲。一般的老师或只会讲中药，或只会讲方剂，若通了就什么都会，这就是融会贯通。而且不仅是医学的内部贯通，医学跟文学贯通，跟历史贯通，跟哲学贯通，跟古代的文、史、哲都能贯通。为什么我们要学古代的东西？因为古代的东西可以指导现在的临床。比如说眩晕，"诸风掉眩，皆属于肝"，说明大多跟肝木有关。比如水肿，"诸湿肿满，皆属于脾"，大多跟脾土有关，这些《内经》里的话就可以指导我们的临床诊治。所以古人的话，我们该记就要记，该背就要背，并不是学过了就算。

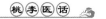
 ## 谈脾阴虚与胃阴虚

脾胃分治是中医诊断和治疗的必需。脾阴虚与胃阴虚的临床表现常可互见，难于区分，但毕竟脏腑属性不同，二者各有其特点，若视作一体是不恰当的。从属性上看，脾为脏，属阴，藏精气而不泻；胃为腑，属阳，传化物而不藏。从功能上看，脾主升，胃主降，脾阴主营血，胃阴主津液。从治法上看，脾阴虚重在益气育阴，胃阴虚重在生津增液。从用药上看，脾阴虚多用甘淡之品，如怀山药、白莲子、扁豆、茯苓之类；胃阴虚多用甘寒之属，如沙参、麦冬、石斛、梨汁、藕汁之类。从临床上看，脾阴虚若纯以增液，则腻滞脾运，胃阴虚如单用甘淡，则缓不济急。由此可见，脾阴与胃阴概念既殊，治法有异，因此，脾阴虚和胃阴虚不能相互等同。

 ## 谈重视顾护脾胃

临证治病应重视顾护脾胃。万物土中生，万物土中灭，脾胃乃后天之根本，气血化生之源泉，化精微以养五脏六腑，灌溉四旁。本人推崇叶天士在《景岳全书发挥·命门余论》中的观点："先天之本在命门，后天之本在脾胃。有生之后，唯以脾胃为根本，资生之本，生化之源。故人绝水谷则死。精血亦饮食化生，《经》云：'人受气于谷'，余独重脾胃。"脾胃失运，中气虚衰，气血生化不足则百病皆生；脾胃和者，人自安和。若患者右关脉大或右关脉有力，脾胃之气未虚，可酌加峻猛之药以攻其邪，然右关脉缓而无力，或右关脉虚大者，辨证论治时，必须兼顾中焦脾胃，以防损伤后天之本，留得一分胃气，便得一分生机。

谈从他脏调补脾胃

补他脏以补脾胃：脾胃虚证可从心肾两脏去补，这就是从补他脏来补脾胃的原则之一。如脾胃阳气不足者，理中汤加附子、肉桂，即补火以生土。如治中气不足之证用小建中汤无效，加黄芪，名黄芪建中汤，以助肺益脾。

抑他脏以补脾胃：有些脾胃虚弱的出现，并非本脏之虚弱，而是由于他脏之邪实所影响，如肝气横逆每可导致脾气虚弱，则肝胆脾胃相互为病，这时候就要抑制肝气横逆犯胃。故临床医案中扶土抑木之法极为常见，如痛泻要方、柴胡类方、逍遥类方加疏导性"话疗"，临床用之颇多。

弦脉的鉴别

《素问·玉机真脏论》载"端直以长，故曰弦"，即弦脉为端直而长、指下挺然、如按琴弦的脉象。多见于肝胆病、疼痛、痰饮等；或为胃气衰败者；亦见于老年健康者。本人临床非常重视脉诊，可总结脉诊和辨证论治规律如下：左关脉弦为肝用太过，气火旺；左关脉弦、右关脉无力是脾虚肝郁（虚中夹实）；左关脉弦、右关脉有力则是肝气（实证），应治以柴胡疏肝散；若舌暗、边有瘀点加活血药，如郁金、丹参；若脉弦有力、舌红、口苦（化火）加牡丹皮、焦山栀；脉弦时，肝火旺，

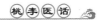

不宜用黄芪，因气有余便是火；左关脉不弦，不加连翘（连翘可清肝，主要是指用保和丸的时候）；左关脉弦，如需要凉血，就合四物汤（用赤芍、生地黄），舌尖红则加丹参；左关脉弦，右脉缓为逍遥散证；左关脉弦、右关脉大用保和丸、温胆汤；若右脉缓，多兼脾虚。

诊治肝胆脾胃病应重视关脉

临床诊治肝病，首重关脉，关脉所主之肝胆、脾胃为周身气机、阴阳调和的重要脏腑，重关脉，即是重脏腑调和之性。左关脉主肝胆，右关脉候脾胃，肝胆主司疏泄，脾胃主司运化，其阴阳平衡对人体意义重大，故诊脉尤重两关。受仲景《金匮要略》"见肝之病，知肝传脾，当先实脾"的影响，见左关脉大于右关脉者，多用疏肝健脾法，调和肝脾；而右关脉大于左关脉者多用健脾化湿法，调理中焦。

左关脉见弦象多从调肝入手，"浮而端直为弦，其象按之不移，举之应手，端直如新张弓弦"，弦主肝郁、疼痛，是血气收敛，阳中伏阴，或经络为寒邪所滞。弦数太过也，弦细不及也。弦而软者其病尚轻，弦而硬者其病为重，为痛、为疟、为疝、为饮、为血瘀、为寒凝气结。

临证常见左关脉弦，右关脉缓者，为肝郁脾虚之象，常以逍遥散疏肝养血健脾，调和肝脾。左关脉弦，右关脉大者，多肝胃气滞，常以柴胡疏肝散疏肝理气和胃；或为肝胆湿热，以茵陈蒿汤清热祛湿。左关脉弦，右关脉虚大者，为脾胃之气虚极，兼肝郁之象，拟补中益气汤合逍遥散补气健脾，养血柔肝；两手脉皆弦可示胁肋急痛。

柴胡疏肝散、逍遥散、归芍六君子汤证在脉象上的鉴别

柴胡疏肝散见于《景岳全书》。组成：陈皮（醋炒）、柴胡、川芎、香附、枳壳（麸炒香）、芍药、甘草（炙）。主肝气郁滞证，胁肋疼痛，胸闷善太息，情志抑郁易怒，或嗳气，脘腹胀满，脉弦。

逍遥散见于《太平惠民和剂局方》。组成：柴胡、当归、白芍、白术、茯苓、生姜、薄荷、炙甘草。主肝郁血虚脾弱证，两胁作痛，头痛目眩，口燥咽干，神疲食少，或月经不调，乳房胀痛，脉弦而虚者。

归芍六君子汤见于《笔花医镜》。组成：归身、白芍药、人参、白术、茯苓、陈皮、半夏、炙甘草。主脾阴虚弱，大便下血。

实证，用柴胡疏肝散；血虚肝郁，用逍遥散，逍遥散以血虚脾弱为主，虚中夹有肝郁；肝血虚、脾气虚更甚，用归芍六君子汤。脉的表现如下：柴胡疏肝散，主治肝气，双手脉均有力；逍遥散，主治肝郁，脉虚弦，脉已经虚了；归芍六君子汤，主治肝血虚而土弱（气血虚、脾虚甚），脉更虚了，但是左关脉弦，亦为虚弦。故归芍六君子汤证不用柴胡，因恐其劫肝阴，不是肝气郁滞，而是血不养肝。

息风法治疗眩晕

息风法主要针对肝风内动，夹痰火兼虚、兼瘀的眩晕。临床症见眩晕兼头痛，夜寐不安，肢体震颤等。患者舌质红

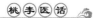

或舌边有瘀点,舌苔薄腻,左关脉弦,右脉缓。

息风法常以天麻、钩藤等品为主药,天麻为定风草,李东垣云:"眼黑头眩,风虚内作,非天麻不能除。"钩藤可通心包,火息风静,清火平肝息风。肝为藏血之脏,以血为本又以气为用,肝风诸疾总不离肝血之亏虚,所以息风法疗肝风内动诸疾可酌加当归、赤芍、丹参等养血之品,使肝血得养,阴血充沛而上越之风阳得敛。患者若有舌苔腻、左关脉弦、右脉缓等痰湿内阻兼木旺克土之象,加二陈汤以祛痰化湿。痰湿内阻,木克脾土,易致气机升降失调,可发眩晕、呕吐、心悸等病,平肝药佐以化痰祛湿之剂,健运中焦更复机体升降之权。肝主升发,通于春气,肺主肃降,通于秋气,金克木也,故常于息风药中加清肺之桑叶、菊花,使肺热得除能行秋降之令,以制肝气之升发太过。

失眠证治经验心得

久病从瘀治,常年失眠,用血府逐瘀汤(心主神明、心主血脉也)。血府逐瘀汤治疗失眠指征:舌边尖有朱点或瘀点,朱点为化热,宜加丹参、郁金。心肝血虚,用酸枣仁汤;心肾两虚,用天王补心丹;胃不和则卧不安,用半夏秫米汤,是《内经》治疗失眠之经典处方。

肿瘤证治经验心得

肿瘤证治以补气调和、扶正为主,抗肿瘤为次。肿瘤发热者，多用补中益气汤加黄芩（即合小柴胡汤去半夏），癌性发热是癌症患者临床常见症状之一。治疗肿瘤，应辨证辨病相结合，辨病用药我临床尤喜用猪苓，常规用量15～20g，有时也用到30g，现代药理研究证明其可以抗肿瘤。临床应用时应注意舌苔腻则用，舌红少苔则不可用。

常用抗肿瘤类药物辨病、辨证结合运用。湿浊重者（舌苔腻）：加猪苓、薏苡仁、茯苓；热偏重者（肝火旺、热毒重、脉弦大、口很苦、舌质红）：加白花蛇舌草、半枝莲；气血虚者或失眠：加野生灵芝；伤阴（舌红少苔）：加石斛。一般不用全蝎、蜈蚣等虫类药，以防止虫类药腥味伤胃。

肿瘤病人的湿与瘀是病理产物，又是致病因素。中医当以扶正为主，改善患者症状，降低患者手术、放疗、化疗的副作用，提高患者生存质量。例如某患者有喉部淋巴肿瘤，咽喉为肺胃之门户，用清胃散加金银花、白花蛇舌草、半枝莲；又一患者左关脉弦，右关脉虚大，就用猪苓、薏苡仁而不用白花蛇舌草、半枝莲，因其右关脉虚大，恐寒凉耗气伤胃，并佐以灵芝益气扶正。

黄疸证治经验心得

《素问·平人气象论》云："溺黄赤，安卧者，黄疸……目黄者曰黄疸。"《素问·六元正纪大论》云："溽暑湿热相薄，争于左之上，民病黄瘅而为胕肿。"《灵枢·经脉》云："是主脾所生病者……黄疸，不能卧。"《金匮要略》将黄疸立为专篇论述，并将其分为黄疸、谷疸、酒疸、女劳疸和黑疸。《伤寒论》还提出了阳明发黄和太阴发黄。

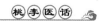

黄疸的主要病机是肝胆气郁并有湿热和瘀血,属实证。故治肝胆同时要通利二便,使邪有出路。"瘀热在里,身必发黄",也要注意瘀血的消散。舌紫暗则用赤芍、丹参、大黄以活血,赤芍、丹参又主重症肝病,可酌加郁金、当归、生麦芽、川楝子。黄疸初期以实证为主时则易治,晚期发展为虚实夹杂,则不易治。

利湿热退黄经验:多用茵陈蒿汤合茵陈五苓散(以车前子代桂枝),加用平地木、虎杖根(祛湿热、通腑,兼有活血作用)以增强清热解毒作用;加赤芍、丹参、郁金(凉血活血)则可增强凉血、活血的作用;若患者便溏,去大黄,苍术易白术,车前子易桂枝,加生薏苡仁、川黄连。

一患者,黄疸指数很高,但舌光红无苔,又有腹泻,此为病逆也,难治。

口味异常证治经验心得

"口味"是指人在饮食时口舌感觉到的味道,也指平人口中的主观味觉。正常人口中无异常怪味,为"口中和"。《素问·奇病论》里描述,口甘为"五气之溢也,名曰脾瘅";口苦则"病名曰胆瘅"。口苦、口酸都是肝的问题,口苦为肝火,口酸为肝郁。口酸为"嗳气吞酸",多为木克土之证,要用左金丸(合逍遥散),左金丸有"火郁发之"之意,轻者用逍遥散合乌贝散,贝母能解郁。口淡、口甜为脾胃的问题,口淡为脾虚,口甜为湿重,要用芳化的方法。口咸为肾亏,有些老人,咳嗽同时伴有口咸,要用金水六君煎。口咸一般不分肾阴虚、肾阳虚,辨肾阴虚、肾阳虚需从舌脉来看。

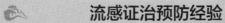

流感证治预防经验

中医在两千多年的发展中，有大量与流感交锋的经验，张仲景有感于家族因伤寒而流离破碎，结合先贤论述和自己的临床经验写了第一部针对外感病的专著——《伤寒杂病论》。流感多发生在江南地区，以江南地区湿热重，乃温病、天地间之疠气也。

在2009年8月底，浙江中医药大学军训之后，大量学生发生流感，被迫在立业园隔离，当时肖鲁伟校长请我去诊治。我当时看了三楼一整层被隔离的学生，看完后总结出三个证型：①发热为主，加咳嗽：为外感风温夹湿。用桑菊饮（祛风热）加滑石、藿香（祛湿，叶天士《温热论》里有提到）。②不发热，以咳嗽为主：苇茎二陈汤。蒲辅周用此方治疗小儿肺炎，称"二和肺胃法"。③不发热，也不咳嗽，但苔腻，纳呆：参苓白术散，主要是调理脾胃。当时就用这三方治疗，后来就平定了。

预防用点桑叶（祛风）、藿香（祛湿）、芦根（祛湿清热）。不必用金银花，因价格昂贵。用玉屏风散也不对，说到底，还是要辨证。我曾治一法师高热不退，辨证后用白虎加苍术汤取效。同时也要胆大，不要惧怕病毒，胆为中正之官，胆气很重要，胆气壮则不病，胆怯则邪气乘虚而入。

温病多从口鼻而入，温病医家就说阳明为成温之渊薮。阳明，胃也，汇也，吃进去。治疗温病就按外感论治，《温病条辨》《温热经纬》《温热论》，万变不离其宗也。

对用药的看法

临证用药精当与否，直接关系到疾病的临证治效。《鳟溪医论选》引陆成一治病"宜用药不宜用方"之论，强调药对于方的意义之重。徐大椿说"用药如用兵"，他认为医者不知药之性味、功效，就像将者不知用兵，用药应切乎病情，研讨医道之时，尤应反复斟酌用药之理，知己知彼，方能百战不殆。

用药法理如下。一者本草必当精研：识证达药方能治愈疾患，浩瀚医海，广搜博览，斟选精华之品细细研读，形成对药物的全面认识；二者药物效应最大化：一药往往具数效，临证应以药物效应最大化指导用药，如贝母化痰、清热散结，《本草汇言》云其有开郁之效，凡遇痰气交阻、气郁化火者，每入贝母清热降火，化痰散结又开郁，切合痰气交阻之病机，充分发挥药物的功用；三者处方有序程度最大化：用药须讲究配伍，讲究药物之间的有机联系，药物配伍的有序化程度越高，方剂效果愈佳，如"药对"就是药物配伍有序程度最大化的表现。用药当不取其贵而取其惠，可以节用而隐为斯民造福也。

对用药药味数及剂量的认识

因我的门诊多见脾胃肝胆疾病的患者，故用药时也每每照顾脾胃，要多考虑药物的消化与吸收及相关禁忌。我一般用药不出 20 味，每方 13 味左右，药量也以价廉药轻为度，如黄连 2g、柴胡 6g、桃仁 3g、红花 3g 等，也有用大剂量的，如补阳还五汤中生黄芪用 60～120g。"治外感如将有胆有识，治内伤如相有方有守"，用量该用大剂则用大剂，该用小剂则用小剂，一切当以病证为依据，行个体化之治疗。如不对证，剂量越大，误人越重，甚者伤身害命；剂量过小则病重药轻，难以祛疾。所以，辨证准确，有方有守很重要。

临床常用参的种类和使用经验

临床常用参有党参、太子参、南沙参、北沙参、红参、高丽参（别直参）、生晒参、野山参（移山参）、西洋参（花旗参）等。用参的经验大致如下。党参，味甘，性平，归脾、肺经，《本草纲目拾遗》谓其"治肺虚，益肺气"，用于气虚尤其是脾肺气虚者。太子参，味甘、微苦，性平，归脾、肺经，《中药志》谓其治肺虚咳嗽，脾虚泄泻。太子参补气兼养阴，治疗气阴两虚较为合适，对部分消渴病舌质红者较为适宜。北沙参味甘、微苦，性微寒，归胃、肺经，《神农本草经》载其"治血积惊气，除寒热，补中益肺气"。南沙参味甘，性微寒，归胃、肺经。《本草从新》载其专补肺阴，清肺火，治久咳肺痿。可养肺胃之阴，症见舌质红绛、舌苔中剥、舌尖红等可用。南、北沙参皆具有养阴、补肺、益胃生津作用。然南沙参兼能化痰止咳，北沙参长于补阴。南沙参清肺祛痰之力优于北沙参，肺热咳嗽、咳痰不利多用之；北沙参润肺之力较强，常用于肺阴不足，干咳无痰，或虚劳咳嗽，肺虚咯血之症多用之。红参味甘、微苦，性微温，归脾、肺、心、肾经，《神农本草经》载："主补五脏，安精神，定魂魄，止惊悸，除邪气，明目，开心益

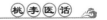

智。"虚寒者多用。高丽参及别直参，与红参一类。生晒参为鲜参清洗干净后，用烘干设备烘干的人参，性较平和，补性不太足，一般的气虚用此。质量更差的是白糖参。西洋参、花旗参味甘、微苦，性凉，归肺、心、肾经。西洋参是五加科人参属多年生草本植物，别名花旗参、洋参、西洋人参，原产于加拿大的魁北克与美国的威斯康星州，中国北京怀柔与长白山等地也有种植。加拿大产的叫西洋参，美国产的叫花旗参。服用方法分为煮、炖、蒸食、切片含化、研成细粉冲服等。功能主治：补气养阴，清热生津。用于气虚阴亏，内热，咳喘痰血，虚热烦倦，消渴，口燥喉干。用量3～6g。

浙贝母与川贝母的区别运用

浙贝母味苦，性微寒，可清肺化痰，散结消肿，解热止咳，利尿，又可疏肝解郁。其性苦寒，清热力较强，偏于清肺化痰，治疗痰热郁肺或风热咳嗽，痰黄而黏稠等。因其清热开郁散结力较强，又常用来治疗痰火凝结之瘰疬、瘿瘤、肺痈、乳痈、皮肤痈肿等。临床配玄参以清热降火散结，多治瘰疬、肺痈及热伤津液诸疾；配知母可滋阴清肺降虚火，润燥化痰止咳嗽。

川贝母味辛、甘，性微寒，泻心火散肺郁，入肺经气分，润心肺，化燥痰。其清热力较弱，味甘而质润，偏于润肺止咳，故以此治肺燥咳嗽、虚劳久咳等。川贝母清热解郁散结之力不及浙贝母，多用治体虚痰结者。肺燥咳嗽，以川贝粉蒸梨，为清润单方。

青皮和陈皮的区别运用

青皮、陈皮同为橘之果皮,然老嫩有异,功效各有偏颇。青皮气味俱厚,性沉降,入少阳、厥阴经,主理气滞、下食、除胁痛、解郁怒,疏肝破气散结滞。陈皮入脾、肺经,吞酸嗳腐、反胃嘈杂、呃逆胀满堪除,理气健脾燥湿痰,同补药即补,同泻药则泻,同升药则升,同降药则降,运用最广。见肝郁气结、胁痛乳胀、疝气痞积等属肝气郁结者,以青皮疏之;见脘胀胁痛、嗳腐吞酸、便溏泄泻等属肝胃不和、肝脾失调者,以陈皮和之。青、陈皮同用,调和肝脾,和解肝胃,平调肝、脾、胃三脏,使升者升,降者降,疏者疏,去滞气,通达上下。青、陈皮多在柴胡疏肝散中应用,疗胁肋疼痛,或脘腹胀满,攻痛连胁,嗳气频繁者。青皮伐肝,性颇猛锐,不宜多用,6g左右即可。

扁豆衣和白扁豆的区别运用

扁豆衣,味甘,性微温,归脾、胃经。健脾和胃,消暑化湿。用于暑湿内蕴,呕吐泄泻,胸闷纳呆,脚气浮肿,妇女带下。健脾渗湿而不滞腻,止泻而不壅滞。

扁豆:味甘,性平,归脾、胃经。有健脾、和中、益气、化湿、消暑之功效。主治脾虚兼湿,食少便溏,湿浊下注,妇女带下过多,暑湿伤中,吐泻转筋等症。扁豆相对于扁豆衣较壅滞(蛋白质多)。扁豆性味皆与脾家相得,为脾之果,入健脾药中则能补脾,若单食多食,极能壅气伤脾。扁豆有黑、白

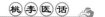

之分,白者入药,补气和中。患寒热者不可食,伤寒寒热,外邪方炽,不可用此补益之物。

白芍和赤芍的区别运用

白芍酸寒,敛津液而护营血,收阴气而泄邪热。酸走肝,能泻木中之火,因怒受伤之证,得之皆愈。积聚腹痛,亦肝脾之病,白芍炒用补脾之力强,生用则平肝之效显。赤芍泻肝火,消积血。赤芍性专下气,善行血中之滞也,故有瘀血留著作痛者宜之。治血痹,利小便,赤、白皆可用。

赤芍与白芍主治略同,白芍可敛阴益营,于土中泻木,赤芍可散邪行血,于血中活滞。临证往往据患者舌质来选择单用或两者同用。若患者舌质红,恐肝胆气郁日久致血瘀,赤芍、白芍同用,取养肝阴之时稍兼活血之妙用。

生鸡内金和炙鸡内金的区别运用

鸡内金乃鸡肫内黄皮。鸡内金可开胃消食助运,有化瘀之功,又可缩尿、化结石。舌苔紫暗或舌边有瘀点者尤宜。鸡内金含有稀盐酸,不但能消脾胃之积,其余脏腑有积,鸡内金亦可消之。虚劳之症,其经络多有瘀滞,加鸡内金于滋补药中,以化其经络之瘀滞而病可愈。应注意的是,鸡内金善化瘀血,多用易耗损气分。

张锡纯谓鸡内金含有消化酶,若炙之则消化作用受到破坏。以消食而论,生鸡内金较强,炙鸡内金偏平和。脉无力宜用炙鸡内金；脉有力或脉涩宜用生鸡内金。

 ## 檀香与降香之异同

丹参饮主治心胃疼痛，由丹参、砂仁、檀香组成。本人有时用降香替代檀香。

檀香：偏入气分，味辛，性温，为理气之要药，化湿、止痛效佳，功专调脾肺，利胸膈，可引胃气上升，调中解郁，祛邪恶，进饮食。得丹参、砂仁组成丹参饮，治妇女心腹诸痛。

降香：味辛，性温，疗折伤金疮，可止血定痛。降香为末外敷金疮结痂无瘢。又名紫藤香。降香与檀香性味相同，但降香以色紫为异，偏入心肝血分，可行血中瘀滞，入肝破血。用于脘腹疼痛，肝郁胁痛，胸痹刺痛等。降香价格较便宜，又兼理气。故本人临证常用降香代替檀香。

 ## 天花粉、瓜蒌皮、瓜蒌子及 全瓜蒌的区别运用

天花粉：味苦，性寒，无毒。主治消渴，身热，烦满大热，可补虚，安中，续绝伤。苦而不燥，寒而不滞，为除血中郁热之圣药。味苦，性寒，为阴也、降也，可行津液之固结；降烦热之燔腾；降火行津液以治消渴；排脓消肿、降火生津使血脉通而热毒解。脾气虚寒诸证，不渴不烦热者禁用。枸杞为之使，恶干姜，反乌头，畏牛膝、干漆。

瓜蒌皮：味甘，性寒，入肺、胃经。润肺化痰，利气宽胸。

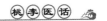

治痰热咳嗽，咽痛，胸痛，吐血，衄血，消渴，便秘，痈疮肿毒。瓜蒌皮偏于治痰。

瓜蒌子：入肝经。主胁痛，可润燥，调气机。通便，通腑，让人舒畅。

全瓜蒌：呈类球形或宽椭圆形，具焦糖气，味微酸、甜。清热涤痰，宽胸散结，润燥滑肠。开方时选用全瓜蒌可写瓜蒌皮、仁，且瓜蒌子打碎入药。

佛手花及佛手片的区别运用

佛手花：归肝、胃经。疏肝理气，和胃快膈。治疗肝胃气痛，食欲不振等。常用于平肝胃气痛。

佛手片：味辛、苦、甘，性温，无毒，入肝、脾、胃三经。有理气化痰、止呕消胀、疏肝健脾、和胃等功效。

佛手与佛手花同出一物，性味、功用相似，都有行气止痛、和胃化痰的作用，皆可用于肝郁气滞所致胁肋胀痛，胸腹痞满，食欲不振，以及湿痰停聚的喘咳胸闷、痰多之症。但不同的是，佛手为佛手柑的果实入药，其效力强；而佛手花则为佛手柑的花，其效力弱而和缓。

当归和当归炭的临床运用

当归，味甘、辛，性温，归心、肝、脾经。补血和血，调经止痛，润燥滑肠。治月经不调，经闭腹痛，癥瘕积聚，崩漏；血虚头痛，眩晕，痿痹；肠燥便难，赤痢后重；痈疽疮疡，跌仆损伤。

当归为活血补血之要药,虽能活血补血,终是行走之性,油脂多,故易滑肠。其气与胃气不相宜,故肠胃薄弱,泄泻便溏,恶食不思食或食不消,及一切脾胃病,当慎用之。脾胃较弱者,用量要小,或直接用当归炭。当归炒至外表微黑即为当归炭,炒炭促其油脂挥发,可避免滑肠。

生、熟薏苡仁的临床运用

薏苡仁:味甘、淡,性凉,归脾、胃、肺经。具有健脾渗湿,清热排脓,除痹,利水的功效。

生薏苡仁:性偏寒凉,长于利水渗湿,清热排脓,除痹止痛,常用于小便不利,水肿,脚气,肺痈,肠痈,风湿痹痛,筋脉挛急及湿温病在气分。

炒薏苡仁和麸炒薏苡仁:性偏平和,两者功用相似,长于健脾止泻,但炒薏苡仁除湿作用稍强,麸炒薏苡仁健脾作用略胜。常用于脾虚泄泻,症见纳少、脘腹作胀。

生薏苡仁对小便色黄、有热者更宜,可清热利湿;炒薏苡仁则多用于脾虚脉缓者,可健脾化湿。一般炒熟用化湿之力更强。

《本草新编》云:"薏仁最善利水,又不损耗真阴之气,凡湿盛在下身者,最宜用之。视病之轻重,准用药之多寡,则阴阳不伤,而湿病易去……故凡遇水湿之症,用薏仁一二两为君,而佐之健脾祛湿之味,未有不速于奏效者也,倘薄其气味之平和而轻用之,无益也。"本人喜用薏苡仁、猪苓配成药对治疗湿浊较重的肿瘤患者。临床也多以生薏苡仁、炒薏苡仁同用,既可健脾,又可利湿。

鲜地黄、生地黄、熟地黄的临床运用

性味：鲜地黄，味甘、苦，性寒；生地黄，味甘，性寒；熟地黄，味甘，性微温。归经：归心、肝、肾经。诸地黄均具有滋阴补肾、补血、凉血的功效，细分又略有侧重。

鲜地黄：清热生津，凉血，止血。用于热病伤阴，舌绛烦渴，发斑发疹，吐血，衄血，咽喉肿痛。

生地黄：清热凉血，养阴，生津。用于热病舌绛烦渴，阴虚内热，骨蒸劳热，内热消渴，吐血，衄血，发斑发疹。

熟地黄：滋阴补血，益精填髓。用于肝肾阴虚，腰膝酸软，骨蒸潮热，盗汗遗精，内热消渴，血虚萎黄，心悸怔忡，月经不调，崩漏下血，眩晕，耳鸣，须发早白。《本草纲目》载："填骨髓，长肌肉，生精血，补五脏、内伤不足，通血脉，利耳目，黑须发，男子五劳七伤，女子伤中胞漏，经候不调，胎产百病。"《药品化义》载熟地："借酒蒸熟……味苦化甘，性凉变温，专入肝脏补血。因肝苦急，用甘缓之，兼主温胆……能益心血……更补肾水。凡内伤不足，苦志劳神，忧患伤血，纵欲耗精，调经胎产皆宜用此。安五脏，和血脉，润肌肤，养心神，宁魂魄，滋补其阴，封填骨髓，为圣药也，取其气味浓厚，为浊中浊品，以补肝肾，故凡生熟地黄、天麦门冬、炙龟板、当归身、山茱萸、枸杞、牛膝皆黏腻濡润之剂，用滋阴血，所谓阴不足者，补之以味也。"

仲景书中的地黄即为现代之生地黄，临床上口干、舌偏红、舌边有瘀点的多用生地黄；舌淡的多用熟地黄；阴阳两虚者则生、熟地黄各半。地黄得酒良，可防其滋腻之性。熟地黄炭可纳气归肾。

柴胡的临床用量

柴胡，味苦、辛，性微寒，归肝经、胆经。具有和解少阳，疏肝解郁，升阳举陷，散火之功效。和解少阳：用于外感发热，或邪入半表半里的寒热往来及疟疾寒热等，如《伤寒论》之小柴胡汤。疏肝解郁：用于肝郁气滞，胁肋胀满疼痛，以及肝郁血虚，月经不调等，如《景岳全书》之柴胡疏肝散、《和剂局方》之逍遥散。升阳举陷：用于中气不足，清阳下陷的脱肛、子宫下垂、胃下垂等，如《脾胃论》之补中益气汤。热入血室：妇女外感发热期间遇到月经来潮，外邪传入血室，致寒热发作。如《金匮要略》之小柴胡汤。

大剂量柴胡治疗寒热往来之少阳证，中剂量柴胡疏肝，小剂量柴胡理气。本人经验：柴胡3～25g，常根据具体情况或用作君，或用作佐使。

 ## 香附、郁金的临床运用

香附，味辛、微苦、微甘，性平，入肝、脾、三焦经。有疏肝解郁，调经止痛，理气调中的功效。主治肝郁气滞胁痛，气滞腹痛，寒疝腹痛，消化不良，胸脘痞闷，月经不调，经闭经痛，乳房胀痛。

香附：一般用6g（舌质红者量更小），量大则容易伤阴。且往往与郁金相配，郁金量比香附量大，香附6g，则郁金10g。若舌苔薄白，香附用10g。

郁金：凉血，解郁，理气，活血。临床常用在疏肝凉血

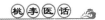

药对中,治疗郁证,现代人多郁证。香附、郁金、丹参三味同用,治疗肝郁血热,舌质暗红者。

对消食药的运用经验

酒客:用砂仁、蔻仁、神曲,饮酒多易生湿,此三味均既可解酒,又可化湿(偶尔也用葛根);过食鱼蟹:江浙一带居民靠近海边者多见,可用紫苏叶解鱼蟹毒;面食食积:用炒麦芽;米饭食积:用炒谷芽;肉食食积:用山楂。

生麦芽还有疏肝解郁之功。神曲配合金石类药物,取和胃之功,如磁朱丸中神曲配灵磁石。

余临床少用远志、柏子仁

远志可以治神经衰弱,健忘心悸,多梦失眠。《陕西中草药》载:"远志(研粉),每服一钱,每日二次,米汤冲服。"《古今录验》载定志小丸:"如心气不足,五脏不足,甚者忧愁悲伤不乐,忽忽喜忘,朝瘥暮剧,暮瘥朝发,发则狂眩:菖蒲、远志(去心)、茯苓各二分,人参三两。上四味,捣下筛,服方寸匕,后食,日三,蜜和丸如梧桐子,服六七丸,日五亦得。"但本人临床汤药中较少用远志,因远志易导致呕吐,尤其是久置之后,服后易令胃部不适。远志,一般只用5~6g,多用则会使人呕吐。

柏子仁,《神农本草经》有载:"味甘平……治惊悸,安五脏,益气,除风湿痹,久服令人润泽,美色,耳目聪明。"《本

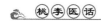

草纲目》载:"养心气,润肾燥,安魂定魄,益智宁神。""柏子仁性平而不寒不燥,味甘而补,辛而能润,其气清香,能透心肾,益脾胃。"久置之后易产生油味,刺激喉咙,所以本人临床亦较少用柏子仁。

 ## 车前子与泽泻之区别

尿黄时,临床有时用车前子 15g,有时用泽泻 15g。两味药均偏寒凉,均能利水。

车前子:能清肝、肺,肝火旺时用之。并能化痰热,有清肺中痰热的作用。作用部位偏上、下焦。对高血压患者用车前子 20g,效佳。

泽泻:不清肝,偏于祛湿,也有降压作用。泽泻配白术即《金匮要略》泽泻汤,本人常用此方治疗肥人血脂高引起的头晕,苔厚腻。

 ## 车前草与车前子之区别

车前草,根据《本草纲目》记载:久服轻身耐老。药用清热,利小便,明目清肝,祛暑等;偏清热利湿,主长疮流脓,也用于小便短赤涩痛,暑湿泄泻,痰多咳嗽,目赤肿痛。可泡茶饮,味道较好,解毒作用较胜。临床常配泽泻,可清泄湿热,利尿通淋,治水肿胀满,小便不利。配龙胆草可解毒疗目赤,凉血去蒙翳。治肝火上炎,目赤肿痛。

药用车前子为车前科植物车前或平车前的干燥成熟种

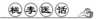

子。味甘,性寒,入肾、膀胱、肝、肺经。功效:利水通淋,渗湿止泻,清肝明目,清热化痰。主治热淋癃闭,利水道,除湿痹,偏于利尿,解毒作用不强。为常用药材。

车前草清热利湿解毒作用较为明显,而车前子利水、清肝明目之功较明显。

薄荷的临床运用

薄荷,味辛,性凉,入肺经、肝经。薄荷主要有疏散风热,解毒透疹,清利咽喉,疏肝理气的功效。①疏散风热:主要用于治疗风热感冒证,临床表现为发热、怕冷、咽喉痛、头痛、咳嗽、咳吐黄痰或者咳痰不爽、大便偏干等;②清利头目:用于治疗外感风热或者外感风寒入里化热引起的咽喉疼痛、头痛等;③利咽解毒透疹:对于麻疹疹出不畅,用薄荷可使麻疹迅速透发,缩短病程;④通鼻窍:用于治疗感冒或者过敏引起的鼻塞,流涕;⑤疏肝解郁、理气:对肝郁不疏引起的胁肋疼痛,心情不畅,失眠多梦,郁郁寡欢等可起到很好的治疗作用。用法用量:内服煎汤(不宜久煎),5~6g;或入丸、散。

本人在逍遥散中常用少量薄荷,因肝郁化火,故用薄荷疏肝清热。若其人太虚则不宜用,因薄荷仍为祛邪之品。

药食同源——藕的妙用

藕为常用食物或药食同源之品,尤以江南地区常见。有如下功效：①清热凉血：莲藕生用性寒，有清热凉血作用，可用来治疗热性病证；莲藕味甘多液，对热病口渴、衄血、咯血、下血者尤为有益，《温病条辨》有五汁饮善治温热病后期肺胃阴伤者。②通便止泻，健脾开胃：莲藕有一定的健脾止泻作用，并散发出一种独特清香，能增进食欲，促进消化，开胃健中，有益于胃纳不佳、食欲不振者恢复健康。③益血生肌：藕的营养价值很高，有明显的补益气血的作用，中医称其"主补中养神，益气力"。④止血散瘀：藕凉血、散血，止血而不留瘀，是热病、血证的食疗佳品。

另外，藕节炭可止血。藕全身是宝，既可入药，也可作为食补之品。

生姜的运用

生姜：味辛，性微温，归肺、脾、胃经。功效：发汗解表，温中止呕，温肺止咳，解鱼蟹毒，解药毒。适用于外感风寒，头痛，痰饮，咳嗽，胃寒呕吐。在遭受冰雪、水湿、寒冷侵袭后，急予姜汤饮之，可增进血行，驱散寒邪。服法：煎汤，绞汁服，或作调味品；子姜多作菜食。

若处方中有半夏、南星、竹茹、黄连、附子时，可嘱咐患者煎煮时加生姜。生姜杀半夏、南星毒；竹茹要用姜制，名姜竹茹，增强止呕之效；黄连也要用姜，缓黄连苦寒之性；附子如果用到15g以上，加生姜10片，可防中毒。阴虚，内有实热，或患痔疮者忌用。久服积热，损阴伤目。高血压患者亦不宜多食。

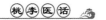

 铁皮枫斗的运用

石斛味甘,性微寒,归胃、肾经。功效:益胃生津,滋阴清热,明目强腰。临床用名有石斛、鲜石斛。历代本草著作对其皆有记载。《神农本草经》载:味甘,平。治伤中,除痹。下气补五脏虚劳羸瘦,强阴。久服厚肠胃。《药性论》载:益气,除热,主治男子腰脚软弱,健阳,逐皮肌风痹,骨中久冷虚损,补肾,积精,腰痛,养肾气,益力。《日华子本草》载:治虚损劳弱,壮筋骨,暖水脏,轻身,益智。平胃气,逐虚邪。《开宝本草》载:味甘,平,无毒。益精,补内绝不足,平胃气,长肌肉,逐皮肤邪热痱气,脚膝疼冷痹弱。《本草衍义》载石斛治胃中虚热有功。

铁皮枫斗是铁皮石斛鲜条加工后的干品,别称铁皮石斛。铁皮枫斗为浙八味之一,乃足太阴、少阴脾肾之药。甘可悦脾,故厚肠胃而治伤中;咸能益肾,故益精气而补虚羸,为治胃中虚热之专药;又能坚筋骨,强腰膝,骨痿痹弱、囊湿精少、小便余沥者宜之。《神农本草经》称其主痹。如鹤膝风可用大量石斛,煮2~3小时服用。石斛有黏液,可补关节之液,并能入胃、肾经,故可主关节不利。一般舌质光红无苔者可用。这味药在浙江地区夏季尤其常用,王孟英的清暑益气汤也用到此物。

 紫苏叶、紫苏梗的区别运用

紫苏,味辛,性微温,无毒,归脾、肺二经。本品亦为药食同用之品。紫苏包括紫苏叶、紫苏梗，具有理气、解表、和胃的功效。治感冒风寒，恶寒发热，咳嗽，气喘，胸腹胀满，胎动不安。并能解鱼蟹毒。

用于感冒风寒，发热恶寒，头痛鼻塞，兼见咳嗽或胸闷不舒者，常配伍杏仁、前胡等，如杏苏散；若兼有气滞胸闷者，多配伍香附、陈皮等，如香苏散。

用于脾胃气滞，胸闷，呕吐之证。偏寒者，每与藿香同用；偏热者，可与黄连同用；偏气滞痰结者，常与半夏、厚朴同用。

用于妊娠呕吐，胸腹满闷。常与陈皮、砂仁配伍，以加强其止呕、安胎的效果。

用于进食鱼蟹而引起的腹痛、吐泻，单用或配生姜煎服。

简言之：紫苏叶理气，安神，解表，散寒，解鱼蟹毒，吃螃蟹季节时，或多食海鲜者多用。紫苏梗为紫苏旁枝小梗，长于理气宽胸。发表宜叶，安胎用梗。

对薯蓣丸的理解与运用

薯蓣丸，出自《金匮要略》，能补气养血，疏风散邪。治虚劳气血俱虚，阴阳失调，外兼风邪，头晕目花，消瘦乏力，心悸气短，不思饮食，骨节酸痛，微有寒热者。人之元气在肺，人之元阳在肾。元气剥削，则难于遽复矣，全赖后天之谷气资益其生。是营卫非脾胃不能宣通，而气血非饮食无由平复。仲景故为虚劳诸不足，而兼风气百疾，立此薯蓣丸之法。

临床主治多种关节痛，尤其适合劳苦之人，营养不足之辈。盖掌受血而能握，故要养阴血。此类关节痛乃风气百

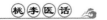

疾，此方能补十二经脉，起阴阳，通内制外，安魂定魄，开三焦，破积聚，厚肠胃，消五脏邪气，除心内伏热，强筋练骨，轻身明目，除风去冷。该方无所不治，补益处广，常须服饵为佳。本人常用本方君药山药配伍芡实，系敦煌出土的古方神仙粥，以煮粥食疗安护脾胃。

自拟痛泻方的运用

本人自拟痛泻方由炒白术、炒白芍、炒陈皮、炒防风、淡吴茱萸、川黄连、焦神曲、煨木香、黄芩、木瓜 10 味药物组成。由痛泻要方合左金丸、戊己丸化裁而成。

痛泻要方为朱丹溪所创，乃和解之剂，具有调和肝脾、补脾柔肝、祛湿止泻的功效。主治脾虚肝旺之泄泻。临床见肠鸣腹痛，大便泄泻，泻必腹痛，泻后痛缓，舌苔薄白，脉两关不调，左弦而右缓者。本人常以痛泻要方配吴茱萸、川黄连，含左金丸之意。若脉弦，苔黄腻，黄连用 5g，一般 3g 即可，量大恐其寒凉之性伐伤胃气。左金丸，主肝胃不和之胃痛，其中黄连可清肝木。配白芍成戊己丸，以泻肝和胃，降逆止呕。配焦神曲，有越鞠丸之意，主苔腻，且可解郁、解酒，又能和胃。配黄芩清肝止泻，一般用 6g 左右为宜。配木瓜入肝脾，以调和肝脾，木瓜味酸，入肝，尚可止泻。

本方亦可配车前子平肝、止泻，利小便以实大便。也可配紫苏叶调畅气机，兼以安神，其气味芳香可化鱼蟹湿浊之邪。黄连配紫苏叶苦辛通降，可止中焦湿热呕吐，紫苏叶量要小，5～6g 即可。

经验方芩部丹的临床运用

芩部丹，乃黄芩、百部、丹参3味药物组成。用此方加当归可治久咳。《神农本草经》载当归味甘、温，治咳逆上气。芩部丹为上海中医药大学附属曙光医院治肺结核咳嗽之验方。芩部丹：清热润肺，活血抗痨。方中百部杀痨虫，润肺止嗽，止咳化痰。百部味甘、苦，微温，归肺经，温润肺气。肺气上逆则气喘咳嗽，百部苦而下泄，又善降气止咳。古人多用百部治疗久咳，痰多，因久咳者肺气素虚。据清代医学典籍《本草新编》记载，百部杀虫而不损耗气血，最有益于人。黄芩清肺热，丹参化瘀血，因日久成瘀。加当归化瘀生新且主咳逆上气，复加浙贝母、川贝母可以化痰，散肺部小结节。

资生丸的化裁运用

资生丸出自《证治准绳·类方》卷五引缪仲淳方。组成：白术、人参、白茯苓、橘红、山楂肉（蒸）、神曲（炒）、川黄连（姜汁炒）、白豆蔻仁（微炒）、泽泻（去毛，炒）、桔梗（炒）、真藿香（洗）、甘草（蜜炙）、白扁豆（炒，去壳）、莲肉（去心）、薏苡仁（炒）、干山药（炒）、麦芽面（炒）、芡实（净肉炒）。功能健脾开胃，消食止泻。用于脾虚不适，胃虚不纳，神倦力乏，腹满泄泻。原方在参苓白术散基础上加山楂解肉食、神曲解酒食、麦芽解面食，尚有藿香芳香化湿，黄连苦寒清热，蔻仁芳香行气，泽泻淡渗利湿等。

资生丸的功用是健脾开胃，消食止泻，调和脏腑，滋养荣卫。主治脾胃虚弱，食不运化，脘腹胀满，面黄肌瘦，大便溏泄等。《医宗金鉴·删补名医方论》记载："此方始于缪仲淳，以治妊娠脾虚及胎滑。盖胎资始于足少阴，资生于足阳明。故阳明为胎生之本，一有不足，则元气不足以养胎，又不足以自养，故当三月正阳明养胎之候，而见呕逆。又其甚者，或三月，或五月而堕，此皆阳明气虚不能固耳。古方安胎，类用芎、归，不知此正不免于滑。是方以参、术、茯、草、莲、芡、山药、扁豆、薏苡之甘平，以补脾元，陈皮、曲、柏、砂、蔻、藿、桔之香辛，以调胃气，其有湿热，以黄连清之燥之。既无参苓白术散之补滞，又无香砂枳术丸之消燥，能补能运，臻于至和。于以固胎，永无滑堕。丈夫服之，调中养胃。名之资生，信不虚矣。"此方为参苓白术散加减方，除脾虚外，侧重湿热、食滞不化，故加藿香、黄连、山楂、神曲等，本人临床对此方学习与运用，受先师著名中医学家岳美中影响极大。

炙甘草汤的运用

《伤寒论》炙甘草汤，又名复脉汤。本方为补益剂，气血双补。组成：炙甘草（12g）、生姜（9g）、桂枝（9g）、人参（6g）、生地黄（30g）、阿胶（6g）、麦冬（10g）、麻仁（10g）、大枣（10枚）。用法：上以清酒七升，水八升，先煮八味，取三升，去滓，纳胶烊消尽，温服一升，日三服（现代用法：水、酒煎服，阿胶烊化，冲入）。功用：益气滋阴，通阳复脉。主治：①阴血不足，阳气虚弱证。脉结代，心动悸，虚羸少气，舌光少苔，或质干而瘦小者。②虚劳肺痿。干咳无痰，或咳吐涎沫，量多，形瘦短气，虚烦不眠，自汗盗汗，咽干舌燥，大便干结，脉虚数。

（本方常用于功能性心律不齐、期前收缩、冠心病、风湿性心脏病、病毒性心肌炎等症见心悸气短、脉结代属阴血不足、阳气虚弱者）

原方药物放入水中，阴药下沉，阳药上浮，有升降浮沉之意。剂量当按原方比例（炙甘草12g，生地黄30g，大枣30g），加酒煎（可用北京二锅头，倒入100ml一起煮），仲景治疗心脏疾病的处方喜用酒，酒可活血化瘀。

逍遥散的运用及化裁经验

逍遥散出自《太平惠民和剂局方》，组成：甘草（炙微赤）、当归（锉，微炒）、茯苓（去皮，白者）、芍药（白）、白术、柴胡（去苗）。功效：疏肝养血，健脾和中。主治肝郁血虚，五心烦热，或往来寒热，肢体疼痛，头目昏重，心悸颊赤，口燥咽干，胸闷胁痛，减食嗜卧，月经不调，乳房作胀，脉弦而虚者。

舌质鲜红，肝火偏旺，一般加牡丹皮、栀子，为丹栀逍遥散。化裁经验如下：气郁甚可加佛手片，止嗳酸，疏肝气；加浙贝母入气分，理气化痰湿，对于舌苔腻、脘腹胀痛、咽中有痰者尤宜；加浙贝母、夏枯草可清肝散结，对妇人甲状腺结节、乳腺增生常用之；加牡蛎、炮山甲破血散结，治疗肝脏肿瘤；加香附、郁金、丹参入血分，适用于舌质偏红、肝郁有热者；加蒲黄炭、生地炭、小蓟炭治疗肝热致小便尿血者；加党参、黄芪、陈皮、升麻，即逍遥散合补中益气汤，肝脾同调，补土柔木；加厚朴、半夏、紫苏叶即逍遥散合半夏厚朴汤治疗梅核气；加桂枝、牡丹皮、桃仁是逍遥散合桂枝茯苓丸治疗子宫肌瘤；加郁金、金钱草、海金沙、鸡内金是逍遥散合四金汤治

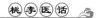

疗胆囊炎、胆石症等。

葛根芩连汤的运用

葛根芩连汤出自《伤寒论》，为表里双解剂，具有解表清里之功效。主治协热下利。症见身热下利，胸脘烦热，口干作渴，喘而汗出，舌红苔黄，脉数或促。临床常用于治疗急性肠炎、细菌性痢疾、胃肠型感冒等属表证未解，里热甚者。本证多由伤寒表证未解，邪陷阳明所致。治疗以解表清里为主。表证未解，里热已炽，故见身热口渴，胸闷烦热，口干作渴；里热上蒸于肺则作喘，外蒸于肌表则汗出；热邪内迫，大肠传导失司，故下利臭秽，肛门有灼热感；舌红苔黄，脉数皆为里热偏盛之象。方中葛根辛甘而凉，入脾、胃经，既能解表退热，又能升脾胃清阳之气而治下利，故为君药。黄连、黄芩清热燥湿，厚肠止利，故为臣佐药。甘草甘缓和中，调和诸药，为使药。

本方治疗协热下利，临证运用不可拘泥字句意义，应细审仲景原意，临证运用方能有的放矢。本方是仲景为实热泄泻而设，病机属阳明里实热证，辨证属肠胃湿热下利，都可放胆用之。尤宜于酒客湿热俱盛者：用葛根能解酒清热止利，芩、连清热燥湿止利，甘草解毒和中。

乙字汤的出处及运用

乙字汤乃日本汉方，是日本原南阳氏治疗各种痔疮的良效验方，主治痔疮、大便燥结、便秘、痔核疼痛、痔出血、肛门裂伤、脱肛等症，具有升清降浊、清热、通便功效。

乙字汤组成：柴胡 4g，升麻 1.5g，甘草、黄芩、大黄各 3g，当归 5g。方中柴胡、升麻可升清阳以降浊，升提举陷，使脱出的痔核内收；当归和血兼止痛；黄芩、生大黄泄热通便，保持大便通畅，避免便秘加重出血；甘草清热解毒，调和诸药。愈后忌食辛辣，忌酒，避免久立、过劳，防止复发。

临床加减如下。便秘：加大大黄用量，再加枳实；痔痛：加大甘草用量；痔核：加赤芍、桃仁；脱肛便血：加牡丹皮、生地黄；如出血多时：加地榆、槐花；热毒严重：加金银花、连翘等。

选奇汤的出处及运用

选奇汤出自李东垣《兰室秘藏》，为治眉棱骨痛不可忍之方。本人 20 世纪 60 年代在《中医杂志》中看到，开始用于临床。

选奇汤：炙甘草（夏月生用）、羌活、防风各 9g，酒黄芩 3g（冬月不用。如能食是热痛，倍加之）。主治风热上犯，眉棱骨痛不可忍，或头目眩晕。选奇汤药味配伍严谨，临证辨治只要切中病机，便彰显功效。方中羌活辛温芳香，上行发散，祛除在表之风寒湿邪最宜，是为君药；防风辛温发散，祛风胜湿，通络解痉，是为臣药；黄芩清泄气分之热，又制辛温之燥，是为佐药；甘草和中缓急，调和诸药，是为使药。四药相合，有发表祛风、胜湿止痛之妙。

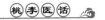

 龙胆泻肝汤的运用

方中龙胆草善泻肝胆之实火,并能清下焦之湿热为君;黄芩、栀子苦寒泻火,车前子、木通、泽泻清利湿热,使湿热从小便而解,均为臣药;肝为藏血之脏,肝经有热则易伤阴血,故佐以生地黄、当归养血益阴;柴胡引药入肝经,甘草调和诸药为使。配合成方,共奏泻肝胆实火,清下焦湿热之功。

龙胆泻肝汤组成中有导赤散(生地黄、木通、甘草),所谓实则泻其子,肝火旺要泻心,木通归心经,故用之。此处不能用通草代替木通,通草仅有利水之性,而无清心之功。

 谈左金丸

左金丸由黄连与吴茱萸按 6:1 的比例组成。其中黄连味苦性寒为君药,功能泻肝胃火,吴茱萸性热为反佐药,功能和胃制酸,止呕。二味药物按比例配合,相反相成,有疏肝泻火、制酸止痛、和胃止呕的功效。主要用于治疗肝火犯胃,肝胃不和等症。症状多表现为胃脘灼热疼痛,或者痛及胁肋,嗳气吞酸,呕吐酸水,口苦口酸,心烦急躁,舌质红、舌苔黄等。食管炎、胃炎、消化道溃疡等疾病,辨证属肝火犯胃,肝胃不和,表现出以上症状者,可用左金丸治疗。本方苦寒的黄连剂量定要多于辛温的吴茱萸剂量。

容易与之混淆的方剂有香连丸。香连丸:主肠鸣而腹泻,是治疗腹泻的基本方。肠鸣为有气,故用木香。

谈二丹桃红四物汤

二丹桃红四物汤是我个人的经验方。是在桃红四物汤基础上，加上牡丹皮、丹参，故名二丹桃红四物汤。主瘀血有热。有瘀血者往往会有郁热，桃红四物汤偏热，因此加丹参、牡丹皮凉血清热。临床上还可加理气药：香附、郁金；或加引血下行药：牛膝、益母草（尤其是月经不来）等。

桑麻丸的临床运用

桑麻丸，出自《寿世保元》卷四引胡僧方。功用：滋养肝肾，祛风明目。用于肝肾不足，头晕眼花，视物不清，迎风流泪。组成：嫩桑叶一斤，巨胜子（即黑芝麻，淘净）四两，白蜜一斤（用量根据《医方集解》补入）。桑叶、黑芝麻明目养血，清热补虚。

明代严嵩当丞相时，有一胡僧传此方给他，曰有延年之功。后来严嵩失势，体差，才找出此方服用，后来活到近90岁。黑芝麻养阴润肠，含维生素E；冬桑叶在霜降以后才采，得天地之完气（要长时间在天地间生长，才有足够的营养），能平肝息风。

谈王清任的五张逐瘀汤

血府逐瘀汤，组成：当归、生地黄各9g，桃仁12g，红花

9g，枳壳、赤芍各 6g，柴胡 3g，甘草 3g，桔梗 4.5g，川芎 4.5g，牛膝 10g。临床运用较为广泛，为活血方之基本方。平素工作操劳，谋虑太过，易致气机郁滞不畅，气滞日久，则血瘀不行。瘀阻胸中，气机升降失常，则胸闷不舒；心神被扰，则夜寐不宁；肝气郁滞，横犯及胃，引动胃气上逆，故常呃逆；肝气郁滞，则性情易怒。左关脉弦，右脉沉涩，舌边紫，乃气滞血瘀之征象。法当行气活血化瘀，投以血府逐瘀汤加味。方中四逆散（柴胡、赤芍、枳壳、甘草）疏肝理气解郁，桃红四物汤合牛膝活血化瘀，枳壳、桔梗升降气机。《医林改错》中谓血府逐瘀汤能治胸痛，夜睡梦多，不眠，呃逆，夜不安等十九症。临床用于气血瘀滞所导致的顽固性失眠、瘀血胸痛症较多。

身痛逐瘀汤，组成：秦艽 3g，川芎 6g，桃仁 9g，红花 9g，甘草 6g，羌活 3g，没药 6g，当归 9g，五灵脂 6g，香附 3g，牛膝 9g，地龙 6g。功效：活血祛瘀，通经止痛，祛风除湿。临床常用来治疗痹证，可加桂枝以增其效。主治肩、臂、腰、腿或周身疼痛，入夜为甚。右关脉实大，左关脉弦。20 年前，曾治疗某老年患者，周身痛得在床上翻滚，用原方 1 周即效。

少腹逐瘀汤，组成：小茴香（炒）7 粒，干姜（炒）3g，延胡索 3g，没药（研）6g，当归 9g，川芎 6g，官桂 3g，赤芍 6g，蒲黄 9g，五灵脂（炒）6g。因寒凝气滞致血瘀结于少腹，故症见少腹积块作痛，或月经不调等。治以逐瘀活血，温阳理气。故方用小茴香、肉桂、干姜，味辛而性温热，入肝肾而归脾，理气活血，温通血脉；当归、赤芍入肝，行瘀活血；蒲黄、五灵脂、川芎、延胡索、没药入肝，活血理气，使气行则血行，气血通畅故痛止。共成温逐少腹瘀血之剂。王清任曾谓少腹逐瘀汤："此方治少腹积块疼痛，或有积块不疼痛，或疼痛而无积块，或少腹胀满，或经血见时……兼少腹疼痛……皆能治之。"并称此方为"种子安胎第一方"。

通窍活血汤，组成：赤芍 3g，川芎 3g，桃仁（研泥）9g，红枣（去核）7 个，红花 9g，老葱（切碎）3 根，鲜姜（切碎）9g，麝香（绢包）0.15g。用黄酒 250ml，将前七味煎至 150ml，去滓，将麝香入酒内，再煎二沸，临卧服。功效：活血化瘀，通窍活络。用于头面瘀血所致头痛，或头发脱落，或眼疼白珠红，或酒渣鼻，或久聋，或紫白癜风、荨麻疹、油风，或牙疳，或妇女干血劳，以及小儿疳积等。

补阳还五汤，组成：生黄芪 125g，当归尾 6g，赤芍 5g，地龙 3g，川芎 3g，红花 3g，桃仁 3g。为理血剂，具有补气、活血、通络之功效。主治气虚血瘀之中风。半身不遂，口眼㖞斜，语言謇涩，口角流涎，小便频数或遗尿不禁，舌黯淡，苔白，脉缓无力。临床常用于治疗中风后遗症以及其他原因引起的偏瘫、截瘫，或单侧上肢或下肢痿软等属气虚血瘀者。临床初得中风，半身不遂，即服此方，疗效较好。本方与以上四则活血方不同，强调重补气以活血，补气为本，佐以活血。

谈白虎汤

白虎汤用石膏、知母、粳米、甘草以清热。本方临床常用于：①伤寒脉浮滑，表里有热；②三阳合病，脉浮大，腹满身重，难以转侧，口不仁，面垢，谵语遗尿，发汗则谵语，下之则额上生汗，手足逆冷，自汗出者；③阳明病脉洪大而长，不恶寒，反恶热，头痛自汗，口渴，目痛鼻干，不得卧，心烦躁乱，日晡潮热；④阳毒发斑，胃热诸病。方义：热淫于内，以苦寒清之，故以知母苦寒为君；热则伤气，必以甘寒为助，故以石膏为臣;气液内烁,故以甘草、粳米甘平益气缓之为使,不致伤胃也。本人治小儿伤寒,热渴不已,症见患儿(近1岁)高热,但不咳(故不用桑菊饮),临床用白虎汤合金银花、连翘、芦根、竹叶治之。用白虎汤清热,用金银花、连翘、竹叶、芦根透热,石膏用10g,加粳米煎,米熟汤成。

越鞠丸与柴胡疏肝散的区别

越鞠丸,组成:苍术、香附、川芎、神曲、栀子各等份(各6g)。具有理气解郁,宽中除满的功效。用于治疗六郁胸脘痞闷,腹中胀满,饮食停滞,嗳气吞酸。

柴胡疏肝散,组成:陈皮(醋炒)6g,柴胡6g,川芎6g,香附6g,枳壳(麸炒)6g,芍药9g,甘草(炙)3g。为理气剂,具有疏肝理气,活血止痛之功效。主治肝气郁滞证。症见胁肋疼痛,胸闷善太息,情志抑郁,或易怒,或嗳气,脘腹胀满,脉弦。临床常用于治疗慢性肝炎、慢性胃炎、肋间神经痛等属肝气郁滞者。

凡郁病必先气病,气得流通,郁于何有。越鞠丸证有化火之象,故用栀子以清火郁;柴胡疏肝散证虽有气郁但未化火,故不用栀子。若气郁化热,可用郁金、丹参,一般不用苦寒之品。

谈三黄泻心汤及其运用

三黄泻心汤由黄芩、黄连、大黄组成。味苦者可降火,黄芩味苦而质枯，黄连味苦而气燥，大黄苦寒而味厚。方中三药质枯则上浮，可泻火于膈；气燥则就火，故能泻火于心；味厚则喜降，故能荡邪攻实。

"诸痛痒疮，皆属于心"，此方主治口㖞、睑腺炎，有阳明胃热者，常合银花甘草汤。阳明为多气多血之经，故可加用养阴血药，可制亢阳，临证可加入当归、生地黄。

三黄泻心汤不宜久煎，可用麻沸汤渍之（即滚烫开水冲烫浸出即可），治疗胃脘、食管、牙龈、鼻腔等胃、肺系血热，病位以上焦为主，三黄泻心汤以麻沸汤渍取法，亦取"治上焦如羽，非轻不举"之义。

清肺六二汤的运用

清肺六二汤见于魏长春《名医特色经验精华》。组成：桑白皮、地骨皮、桑叶、枇杷叶各9g，鲜芦根、白茅根各30g，知母、浙贝母、苦杏仁、冬瓜仁各9g，北沙参、南沙参各15g。功效：轻清宣泄，祛邪保津，化痰利肺。主治：风温，冬温，肺热咳喘。适用于元虚邪实，阴虚气弱，风热犯肺，肺气上逆，发热咳喘，痰中带血，神志清楚，大小便通调，舌红燥，苔薄白，脉滑数。

本方系从千金苇茎汤、泻白散、清燥救肺汤化裁而来，因方中含有六个药对而命名。本方专为阴虚痰热而设（若体实、证实或出现营、血分证候时，则须另选他方）。故方用桑白皮、地骨皮清泄肺热；桑叶解表；枇杷叶下气止咳；浙贝母清化痰热；知母泻火润燥；芦根、茅根清热润肺，生津止渴，兼能凉血止血；杏仁宣肺平喘；冬瓜仁涤痰排脓；北沙参、南

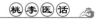

沙参清润养肺，止咳松痰。诸药随证加减，灵活变通，可使方证合拍，药中病所，故而用之多效。

1988年《浙江中医杂志》报道：用本方治疗小儿肺炎，热甚者，加生石膏、黄芩；痰中带血或鼻衄者，去桑叶、枇杷叶，加藕节、旱莲草；大便不通兼高热者，加生大黄；喘甚者，加葶苈子。

益气养营治疗产后血崩

冯某，女，28岁，工人。1971年10月20日初诊：患者系初产妇，产后恶露已净，少腹不痛。突然于产后第26日晚上暴崩不止，急送某医院。经西医用止血剂治疗并输血400ml后病情有所好转，但漏下仍未止，又服当归炭、炒白芍、生地炭、丹参炭等养血止血之剂，反增心悸怔忡、饮食减少等症，故改邀笔者诊治。患者脉来细弱，舌质淡白少华。此产后暴崩，无腹痛，为气虚不能摄血之证。气为血之帅，气虚则血不循经而妄行。此证本应益气摄血，反投养血止血，滋腻之性，损伤阳气，心阳受损则心悸怔忡，脾阳不振则纳食少进。脉来细弱，舌质淡白少华，均为气血大虚之象。治拟益气养营，引血归脾。处方：桂枝4.5g，炒白芍9g，炙甘草4.5g，生姜3片，大枣5枚，龙骨15g，牡蛎24g，党参12g，炙黄芪12g，炒白术9g，广皮6g，黑归脾丸12g^(吞)。是方以桂枝加龙骨牡蛎汤调气血、和营卫、止崩漏，合参、芪、白术益气摄血，黑归脾丸引血归脾。患者服3剂后复诊，漏下渐止，纳食渐增，怔忡亦有好转，再服原方3剂，诸症悉愈。根据"治病必求于本"的原则，治血证而不用血药，其血自止。

沈仲圭评[1]：抓住气为血帅、阳生阴长的理论根据，用桂枝加龙牡汤固涩止崩，芪、术、参等补气生血，引血归经。辨证明确，投药恰当，故能收迅捷之效。

调和营卫疗自汗

沈某，女，40岁，农民。1971年11月17日初诊：自诉1星期来自汗不已，畏风微热。脉缓无力，舌质淡，苔薄白。此肺气亏损。肺主卫外，肺气亏损则卫阳不固，自汗畏风，微热阵阵。脉缓无力，舌质淡，苔薄白，俱为正气虚弱、营卫不和之证。治拟益肺气固卫阳。处方：桂枝4.5g，炒白芍9g，炙甘草4.5g，生姜3片，大枣5枚，龙骨15g，牡蛎24g，炙黄芪12g，炒白术9g，防风9g。方用桂枝加龙骨牡蛎汤固卫阳敛自汗，合玉屏风散益气固表。服药3剂即愈。

沈仲圭评：解释病机、方义有明白畅晓之慨。

---

[1] 20世纪90年代末，余在北京求学期间，曾多次拜访沈仲圭先生，并整理部分医案恭请沈老指教。时沈老已年逾古稀，仍不辞辛苦，认真审阅，并多有评按。每忆及此，热泪盈眶。今予整理，以志纪念。——连建伟

山东周凤梧先生、张奇文先生、丛林先生主编之《名老中医之路》中，刊载沈仲圭先生文章《我是怎样学习中医的》，谈到"各地中青年中医，与我联系者颇多，对于中青年医生，我总是满腔热忱地希望他们能继承发扬祖国医学，对他们的请教尽量做到有问必答，有信必复，同时也虚心学习他们的长处，认真听取他们的意见。例如，我在一九七九年曾写了《银翘散的研讨》一文，寄给北京中医学院研究生连建伟同学，请他毫不客气地提出修改意见，结果他果然提出了自己的一些看法，我根据他的意见，对文章中的某些不足之处作了修改。有时遇到疑难病症，我也常常主动邀请连建伟同学一起研究治疗方案，做到集思广益。"师爱徒，徒敬师，辨章学术，砥砺精进，此情此景，令吾侪敬意顿生。——编辑

张某,女,27岁,农民。1971年10月19日初诊:产后近2月,一直自汗不止,恶露未净,其色淡黄,纳谷少进,脉细,舌质淡白少华。患者纳谷少进,化生之源不足,气血虚弱,故恶露淡黄;气不摄血,则恶露不绝,二月未净。脉细,舌淡少华,皆为气血不足之征。治拟益气养血,调和营卫,俾气血足、营卫和则恶露自除,自汗自止。处方:桂枝4.5g,炒白芍9g,炙甘草6g,生姜3片,大枣5枚,龙骨15g,牡蛎24g,黄芪12g,党参12g,炒白术9g,茯苓12g,广皮6g,济生归脾丸12g(吞)。本方以桂枝加龙骨牡蛎汤调和营卫、固涩止汗,合五味异功散补脾益气,济生归脾丸引血归脾。患者服药5剂后纳谷渐增,自汗减少,恶露已净。再服原方5剂,汗止而恢复健康。1972年5月患者陪同他人前来治病,谓病愈后一直参加农业劳动,身体很好。

沈仲圭评:外现自汗不止,内现恶露不绝,因脉舌俱虚,恶露淡黄,作者断为气血不足、气不摄血之证,可谓心明眼亮,切中病情。

虚实兼顾疗眩晕

顾某,女,34岁,农民。1971年11月10日初诊:患眩晕近10年,更兼心悸难寐,甚则神思恍惚。经多处治疗,未见明显疗效。近经一医投生熟地、麦冬、玉竹之属,反增胸闷、纳呆、面浮等症。按其脉来缓而无力,苔白而腻。

久病气分多虚,气虚则清阳不升,而为眩晕。心气不足则心悸难寐,甚则神思恍惚。阳气不足之证,不用壮阳以配阴,反投滋阴之属,阴愈盛而阳愈虚,眩晕更甚。滋阴之药多滋腻伤脾，脾伤则胸闷纳呆，渐至浮肿，诸症蜂起。脉缓无力，阳气不足可知；苔白而腻，为脾湿有余之征。治拟益心气镇心神，佐以健脾燥湿。处方：桂枝 6g，炒白芍 9g，炙甘草 4.5g，生姜 3 片，大枣 3 枚，龙骨 15g，牡蛎 24g，党参 12g，炙黄芪 12g，炒白术 9g，茯苓 12g，广陈皮 6g，制半夏 9g。按照《素问·阴阳应象大论》"阳病治阴，阴病治阳，定其血气，各守其乡"的治则，方用桂枝加龙骨牡蛎汤益养心气、重镇心神，配合六君子汤加黄芪益气健脾、调中燥湿，乃心脾同治之方。11 月 18 日复诊：夜寐能安，心不动悸，但眩晕未减，面色稍有浮肿。脉缓，苔白略腻。药已中病，原方加淮小麦 30g，增强益养心气之功。服药 5 剂浮肿退，眩晕减，再以本方加减服 15 剂，逐渐恢复健康，能从事轻便的农业生产劳动。

沈仲圭评：此病眩晕，心悸少寐，纳呆浮肿，脉缓苔白腻，乃心阳不足、脾虚湿滞之证，故以益心气、镇心神、健脾燥湿之剂获愈。

桂枝龙牡疗哮喘

王某，女，25 岁，农民。1971 年 6 月 7 日初诊：哮喘经常发作，发时气难接续，动则更甚。畏寒恶风，少腹隐痛，时觉心悸，脉沉细，苔白。

哮喘一症，有虚实之别。患者哮喘常发，发时气难接续，动则更甚，为气不归元，冲逆而上之虚喘。阳气不足，营卫不和则畏寒恶风，少腹隐痛；水气上逆故时觉心悸；脉沉细、苔白为阳虚之征。治拟温阳纳气化饮，从虚喘论治。处方：桂枝 6g，炒白芍 9g，炙甘草 6g，生姜 4 片，大枣 5 枚，龙骨 15g，牡蛎24g,党参12g,黄芪15g,炒白术9g,茯苓12g,干姜3g。是方以桂枝加龙骨牡蛎汤温养气血,调和营卫,以降冲逆;参、芪、白术补养元气,气足则喘自平;干姜、茯苓则为标本兼治之品,既可温阳,又可化饮。服药5剂后哮喘渐平,心悸好转,少腹不痛,诸症大减,又以本方再服5剂而安。同年10月患者又发哮喘,仍投本方加减而获效。

沈仲圭评:哮喘虚证属命门火衰者,有破故纸胡桃肉蜜调酒服之方;属肝肾亏损,脉细微者,有贞元饮;肺肾两虚者,有人参蛤蚧散;肾阴虚损,面赤足冷,脉细舌红者,宜七味都气丸。今作者以桂枝加龙牡汤合参、芪、术、苓、姜治喘,别具巧思,堪供临床医家的借镜。

参蚧治暴喘

外祖母李氏,64岁,居民。1970年11月18日初诊:患气喘病十余年,每逢秋冬阴寒之时,发作更频。近日来复因劳倦过度,突然气喘不已,气难接续,心悸畏寒,足冷至膝,脉来虚浮无力。是证甚为凶险,急进温阳纳气、扶元救脱之品。处方:党参30g,蛤蚧1对。将蛤蚧尾研末作2次吞服,蛤蚧甲与党参浓煎频服。令其静卧,使元气恢复。服药1剂,哮喘定,心悸安,反寒为温,精神骤长。继用参、附、黄芪益气温阳之品以善后,是年冬季遂不气喘。

沈仲圭按:蛤蚧咸平,益精助阳,为虚喘良药,凡气虚血竭,可资急救。此病肾气上逆,呼多吸少,阳气衰微,足冷至膝,脉来虚浮无力,亦是元气亏损。作者用蛤蚧补肾纳气,党参补肺中元气,有药简功宏之妙。

从肾阴亏损心肝火炽论治狂证

嘉兴市竹林乡由桥村邵某,男性,32岁。少年成婚,未免纵欲过多,近月来更因弟兄分家,恼怒思虑,渐至通宵达旦不能安寐,心悸烦躁,无故疑惑,手指颤抖,时时发怒,已成狂证也,家人皆见之畏惧。经嘉兴、杭州医院精神病科治疗,未见好转。

1970年6月经其妻弟之荐,由余诊治。见其面形消瘦而面色潮红,牙龈色紫而齿黄,闻其语无伦次,按其脉来弦劲,苔黄腻而边红。《难经》云:"重阳者狂。"是证肾阴亏损不能复,心肝火盛不得平,君相火旺,灼烁津液,悉化为痰,蒙蔽心包。处方:以大生地15g、粉丹皮9g滋阴凉血;上川连3g、龙胆草6g清心泄肝;更加陈胆星5g、竹沥半夏9g、化橘红6g、辰茯苓12g、辰远志6g、石菖蒲6g、广郁金9g清心涤痰而安神明。方取"一虚一实,还治其实"之意,重用清心泄肝涤痰之品,不以滋阴为主者,恐滋阴过分,反碍痰火,况痰热不去,君相火旺,自然暗吸肾阴,阴液更为亏损。

服药5剂后,神志已清,心悸、烦躁、疑惑等症悉减,面色潮红、齿龈青紫之症亦有转机。再以原方服5剂,症去大半,脉来已现缓象,然而夜寐仅四五小时,多睡则难以入眠,手指仍有颤抖。于是又以前方益以玳瑁9g、琥珀3g、滁菊9g以平肝息风,清心安神。盖火借风势,风助火威,肝风息则火自缓。又劝其戒思虑而收性,薄滋味以养身。阅数月,遇邵君,见其形色渐丰,已得痊愈。随访至1974年7月,未见复发。

沈仲圭按:症见面色潮红,牙龈色紫,语无伦次,愤怒时起，通宵不寐，手指震颤，西医诊为精神分裂症。作者认为系肾阴亏损，心肝火炽，痰蒙心窍。方用生地、丹皮、川连、龙胆草、胆星、半夏、化橘红、茯苓、远志、菖蒲、郁金，本方旨在清火涤痰，服药5剂，病去大半，再以原方加减而愈。细阅本案，辨证精细，用药切当，解释方义，丝丝入扣，如此佳案，出于青年人之手，哪能不令人惊叹呢！

笔者后记：20余年后，邵某赴沪经商致富，不听家人劝阻，过食膏粱，酒精中毒，再次发狂，1999年曾由其妻儿陪同来我处诊治2次，稍有起色，又酗酒如故，终至不治身亡。

重药轻投以治高年咯血

杜某，女，78岁。1987年4月17日初诊：素咳喘，4日前突然咯血约200ml，血色先为紫黑，后呈鲜红。咯血前有胸痛，咯血后胸痛已瘥。但至今仍有咯血，色鲜红，略有紫黑，夹痰，大便2日一解，甚干。询知咯血前4日曾吃过其子所送西洋参1支。窃思目前市售之西洋参伪品颇多，补性不足，燥热有余，热入胃腑，上归于肺，伤及阳络而致咯血。诊得右关脉实大有力，脉有结象，舌苔黄燥。高年结脉不足为奇，右关实大为胃热炽盛，母病及子，灼伤阳络，当清阳明血分之热，宜投《金匮要略》之泻心汤。然念及高年脉结，用重药轻投法。处方：黄芩炭6g，川黄连2g，制大黄3g，参三七粉2g（冲服），瓜蒌皮12g，川贝母6g，藕节炭12g，芦根、白茅根各30g。患者服药2剂咯血即止，大便亦通，舌苔亦退，因病愈，故未来复诊。至同年11月1日相遇，谓服药后咯血未再作，并谓："这方药味不多，但效果真灵。"人皆知西洋参为甘凉之品，能清热养阴生津，不知目前西洋参伪品颇多，某些西洋参用生晒参加工而成，这种"西洋参"入胃，使阳明气血沸腾，母病及子，灼伤阳络。正如曹炳章《增订伪药条辨》所谓："西洋参滋阴降火……凡是阴虚火旺，劳嗽之人，每用真西参，则气平火敛，咳嗽渐平。若用伪光参，则反现面赤舌红，干咳痰血，口燥气促诸危象焉。"据本案病证当用泻心汤泻胃火，祛瘀止血，但虑其年龄、脉象，又恐峻剂伤正，故用重药轻投法，使苦寒不伤胃气。再加参三七、藕节炭，使血止而不留瘀；瓜蒌皮、川贝母使痰化而不耗津；芦根、茅根清肺胃，生津液，止血，且制芩、连苦燥之性以免耗伤阴津也。

饮停心下苓桂安

滕某，女，81岁。1996年11月19日初诊：患者近1月来不思饮食，进食极少，由其女儿陪同前来诊治。患者仅自诉不饥不食，并未言及其他症状。余望其舌中苔白腻，按其脉沉，断为中焦脾胃虚寒，痰饮潴留，饮停于心下，当有"胸胁支满，目眩"之症，问之果然。饮邪阻遏，阳气不通，当有"背寒冷如手大"之症，问之亦然。遂投《金匮》苓桂术甘汤，以温药和之。处方：茯苓20g，桂枝6g，生白术12g，炙甘草6g，制半夏10g，炒陈皮6g，炒薏苡仁20g。1997年6月24日其女前来，谓患者服药7剂即饮食大增，药价每剂仅1元9角。共服21剂，现诸症均瘥，身体康泰，特来道谢。本案患者主诉仅为不饥不食，余据其舌脉，断为痰饮。饮停心下，阳明通降失司，故不饥不食。结合《金匮要略》原文"心下有痰饮，胸胁支满，目眩""心下有留饮，其人背寒冷如手大"，以

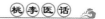

方测证，果然历历不爽。《金匮要略》又云："病痰饮者，当以温药和之……苓桂术甘汤主之。"故投苓桂术甘汤原方温阳化饮，加半夏、陈皮通降阳明，再加炒薏苡仁健脾利湿，且其性微凉，可制桂枝、白术、半夏之燥。又痰饮之作，必由元气亏虚，以致津液凝滞，不得输布，积阴为饮。若果真气充足，胃强脾健，则饮食不失其度，运行不停其机，何来痰饮之有？

形丰苔腻之眩晕治用泽泻汤

　　于某，女，80岁。1996年春节过后眩晕发作，自觉天旋地转，无法起床。患者素体丰肥，苔常厚腻，当属多痰多湿之体，故断为痰湿上蒙清窍，清阳不升，浊阴不降。嘱服泽泻20g，白术15g，水煎服。3剂后眩晕即瘥，守方服20余剂，以巩固疗效。1997年春，见其身体健康，1年来眩晕未作。用泽泻汤治"心下有支饮，其人苦冒眩"。冒眩，乃由痰饮停于心下，清阳不升，浊阴上冒所致。治宜补脾土，祛饮邪，降浊阴，升清阳。方中重用泽泻为君，泻心下停留之水饮，使从小便而去；臣以少量白术补土制水，使饮邪不复聚。泽泻善降浊阴，白术能升清阳，浊降清升，冒眩自止，乃平和小剂、治病良方也。本案老妇眩晕，形丰，苔腻，是用泽泻汤的辨证依据。

疗恶阻不忌桂枝半夏

　　茹某，女，20岁。1973年6月5日初诊：妊娠2月余，食少胸满，泛泛欲呕，有时吐出清稀痰水，形寒，面黄，消瘦，脉弦，略有滑象，苔白厚腻。断为妊娠恶阻，此由患者平素脾胃虚寒，运化失常，聚湿生痰成饮，孕后胞门壅闭，冲脉之气上逆，痰饮随逆气上冲所致。治宜温化痰饮，顺气安胎。处方：茯苓12g，桂枝3g，炒白术9g，炙甘草3g，姜半夏9g，陈皮6g，紫苏梗6g，藿梗9g，砂仁3g（后下），生姜3片。患者服药3剂，呕吐即止，饮食增加。嘱守方再服3剂。待足月后产一女。本例恶阻，由脾胃虚寒，聚湿生痰成饮所致，故用苓桂术甘汤加味。方中桂枝、半夏本为妊娠禁忌药，然有病则病当之，且用量较轻，不致伤胎。一般来说，胎前宜凉，然不宜一概用凉；可用温药，然切忌温燥太过，总以辨证求因、药证相符为原则。

恶露不尽用泻心汤法

朱某，女，27岁。1977年8月2日初诊：产后50余日，仍有鲜红色恶露，量少，无瘀块，口渴欲饮，大便间日一行，艰涩难下，脉细数，舌尖红苔黄。时值夏令，心火主气，心火炽盛，迫血妄行，治用泻心汤法。处方：黄芩炭9g，川连2.4g，制大黄6g（后下），生甘草4.5g，当归炭9g，炒白芍9g，丹皮炭9g，生地炭15g，竹叶心1把。服药4剂，鲜红色恶露已净，有少许白色恶露，口渴欲饮，大便仍干，脉细数，舌尖红苔薄黄。再投泻火清心、凉血止血之剂，原方去生地炭，加白茅根30g，辰麦冬12g，服药4剂，恶露干净，诸症悉愈。本案产后恶露不净，口渴便艰，脉细数，舌尖红苔黄，属产后阴血不足，火热有余，夏令又为心火主气故也。方用泻心汤泻

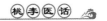

火热之有余,归、芍、地、丹补阴血之不足,且凉血止血;又有竹叶清心,以治热淫于内;甘草清火,且缓三黄苦寒。全方标本兼顾,邪正兼治,决不可拘于"产后属虚"之说,贻误病机。

大黄牡丹汤治疗产后腹痛

马某,女,25岁。1977年1月13日初诊:产后第16日,近2日来身热,右少腹疼痛难忍,恶露色白,无瘀块,大便2日未解,脉数而涩,苔略黄腻,边有瘀斑。此为瘀热互结下焦,治宜清热化瘀,仿大黄牡丹汤化裁。处方:生大黄4.5g^(后下)、赤芍9g,丹皮9g,冬瓜子12g,生薏苡仁12g,红藤15g,当归9g,红花4.5g,延胡索9g,山楂炭12g。患者服药2剂,大便得解,身热腹痛均瘥。大黄牡丹汤原治肠痈,乃荡涤湿热瘀积之方。本案产后突发身热腹痛,西医诊断为盆腔炎。以其恶露未净,大便不通,脉数而涩,苔略黄腻,边有瘀斑,断为瘀热互结下焦,宗《素问•至真要大论》"其下者引而竭之""其实者散而泻之"之旨,以大黄牡丹汤加减清热下瘀,2剂而愈。经方之伟效,令人惊叹不已。

下焦蓄血血证谛

金某,女,27岁。1985年8月20日初诊:6年前流产后,少腹一直疼痛如锥刺,无一日停歇,且白昼不痛,每至入夜即痛,小便自利,大便干结难解,脉涩,舌苔薄黄。此血证谛也,幸其形气壮实,可予攻下,拟下瘀血汤合桃核承气汤加味。处方：桃仁 12g，制大黄 6g，地鳖虫 6g，桂枝 9g，朴硝 4.5g$^{(冲)}$，生甘草 4.5g，当归尾 12g，赤芍 12g，丹皮 9g。6 日后，患者复诊谓服药后少腹已不痛，但大便溏，嘱其停药可也。6 年之病，服药 6 剂即愈，实属罕见。本案流产后下焦蓄血不去，6 年来少腹疼痛如锥刺。血属阴，夜亦属阴，故腹痛入夜发作，白昼缓解。小便自利，脉涩，此血证谛也。大便干结，舌苔薄黄，此属瘀热。患者年富力强，形体壮实，故任攻下。服药后大便转溏，则蓄血有所出路，蓄血一去，通则不痛。

栝蒌薤白半夏汤宽胸通痹治疗咳嗽胸痛

季某，女，55 岁，退休职工。1989 年 10 月 8 日初诊：1 星期前外感，发热咳嗽，鼻塞不通。现表证已解，发热尽退，但仍鼻塞，咳嗽甚剧，每日吐出大量白色痰涎，胸膺疼痛，周身乏力，苔薄糙腻，脉细涩。此乃痰浊未化，气机不通，当用栝蒌薤白半夏汤加减化其痰浊，宣通气机。处方：全瓜蒌$^{(仁打)}$ 18g，薤白头 10g，制半夏 10g，化橘红 6g，橘络 6g，茯苓 12g，炒枳壳 6g，桔梗 5g，杏仁 10g，薏苡仁 15g。10 月 14 日患者电话告知：此方灵验，共服 3 剂，病情一天天好转，胸痛消失，咳痰痊愈，体力恢复。并云：近日家中来客，已能整日操持家务。本案咳嗽胸痛，乃由外感之后痰浊未化，气机不通所致。当务之急应先化其痰浊，通其气机。此时虽周身乏力，脉细而涩，乃因病致虚，不可妄投补剂。先祛其邪，正虚自复。故用栝蒌薤白半夏汤宽胸通痹，下气化痰；加入橘红、茯苓、杏仁、薏苡仁降气化痰，寓二陈、苇茎汤意；再用橘络

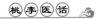

通络止痛,桔梗、枳壳升降气机,宽胸利膈。用药合拍,故能3剂而瘥。

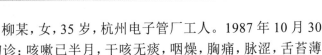

金水相生法加当归治燥咳

柳某,女,35岁,杭州电子管厂工人。1987年10月30日初诊:咳嗽已半月,干咳无痰,咽燥,胸痛,脉涩,舌苔薄腻,质偏红。此属时令燥咳,用程钟龄贝母瓜蒌散。因其患腰痛日久,加入补肾之品,使金水相生,上燥亦可好转。处方:川贝6g^(研、吞),瓜蒌皮12g,天花粉12g,桔梗5g,生甘草3g,化橘红6g,茯苓12g,南沙参10g,杏仁10g,当归6g,六味地黄丸15g^(包煎)。至同年12月4日,患者谓服此方6剂咳愈。本案患者于秋季患燥咳,故用程氏贝母瓜蒌散润燥清肺,化痰止咳;以其久病肾虚之本,故合六味地黄丸补肾养阴;加当归者,《本经》谓其"主咳逆上气",取其滋养阴血,润燥止咳也。

吴茱萸汤散寒降逆治疗口唾涎沫

徐某,男,24岁,农民。1978年4月13日初诊:近三四日来纳少,倦怠欲寐,口中有涎沫,喜唾,脉弦,舌苔薄白润滑。吐涎沫者,肝病也;纳少,胃病也。肝胃虚寒,治宜吴茱萸汤散寒降逆。处方:淡吴萸4.5g,党参12g,生姜12g,大枣5枚。患者服药4剂后口中涎沫即除,纳食增加,精神转佳。口唾涎沫,属厥阴肝病;纳食减少,属阳明胃病。吴茱萸汤功能散寒温中,故投之辄效。据广东省已故名老中医邓鹤芝先生经验:"吴茱萸汤服后百分之二十有反应。或初服有反应,再服则安然;或分量轻而阴寒盛有反应,或重用而反无影响。常见症状为胸翳(胸中难受)或头痛增加或眩晕,或欲呕,或觉身体麻痹,或自觉烦热。速则 30 分钟复原,慢则 6 小时渐消失,故服药后宜睡卧,勿劳动,减轻反应。"此亦不可不知。

寒热并用苦辛通降治脘痞

孙某,男,60 岁,退休职工。1984 年 6 月 6 日初诊:素啖膏粱厚味,助湿蕴热。近旬来自觉中脘痞满,小溲微黄,脉缓,苔略黄腻。此属酒家湿热中阻,治宜寒热并用,苦辛通降,用半夏泻心汤加味。处方:制半夏 9g,黄芩 6g,干姜 3g,黄连 2.4g,党参 9g,炙甘草 3g,大枣 5 枚,炒枳实 6g,炮鸡金 6g,焦六曲 12g,茯苓 12g,车前子 12g。并嘱尽量少吃酒类、荤腻之品。6 月 23 日复诊:前方共进 10 剂,中脘痞满见瘥,小溲转清。诊其脉实有力,右关尤甚,苔略黄腻。仍拟前法,去补虚之品,加消导之属,以初诊方去党参、炙甘草、大枣之补中,车前子之清利;加焦山楂 12g,炒谷麦芽各 12g,黑山栀 9g,淡豆豉 9g,以消导积滞,清热和胃,再服 7 剂而愈。患者性嗜膏粱,湿热内生,以致脘痞溲黄,故用半夏泻心汤清热燥湿,苦辛通降,兼顾中气之虚;并加枳实消痞散结;六曲、鸡金消酒肉之积;茯苓、车前通利小便。复诊时脉实有力,右关尤甚,故去参、甘、大枣;小便清利,故去车前。因患者伤于肉食,积热未清,苔略黄腻,则又加入山楂、谷麦芽消导积滞,山栀、豆豉清热和胃。山栀、豆豉合枳实,为《伤寒论》枳

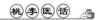

实栀子豉汤,可用治食复轻症,已故浙江名医魏长春多用之。余合用此方,亦师心于魏氏也。

治疗痢疾需分寒热

金某,男,46岁,农村干部。1970年初秋,突患滞下,每日20余行,挟有红色脓血,腹痛难忍,里急后重,肛门灼热,小溲黄赤。先经西医用氯霉素、呋喃唑酮及输液3日,罔效。遂邀余诊治。患者素嗜膏粱厚味,湿热内蕴,更因夏秋之交,感受时令湿热,内外合邪,而成滞下。视其形体未衰,脉弦数,舌质红,苔黄腻根部尤甚,此湿热毒邪深入血分,熏灼大肠气血。治宜清热祛湿,凉血治痢,拟白头翁汤加味。处方:白头翁12g,黄连4.5g,黄柏6g,秦皮9g,黄芩9g,炒白芍9g,马齿苋15g,穿心莲15g,煨木香6g,飞滑石18g,甘草3g。服此方1剂,滞下脓血大为减少,次日即能起床,连服3剂而愈。本案下利便脓血,舌红苔黄腻,根部尤甚,乃热重于湿,热毒下迫大肠,深入血分,又病发于夏秋之际,每挟时令暑湿,故投白头翁汤合黄芩汤清热燥湿,凉血治痢;加六一散(滑石、甘草)清暑湿,利小便;马齿苋、穿心莲清热毒,治泻痢;并佐煨木香辛温,调气止泻,且防大队苦寒损伤胃气。

车姓少妇,于1972年仲冬患滞下,日数十行,肢冷畏寒,里急后重,纳谷不进,少腹绞痛。先以西药呋喃唑酮、氯霉素等治3日不效。按其脉来沉细,苔厚略黄。中阳困顿不运,故肢冷而畏寒,积滞不去,则里急后重,安能纳谷?不通则腹痛。脉沉为寒,苔厚为滞。此时欲用理中,恐其补而积滞不化,欲投承气,恐其寒更伤脾阳。唯有宗温下之法,温脾阳而推荡积滞。处方：制附子3g，肉桂2g，干姜3g，炙甘草4.5g，制厚朴6g，炒枳实9g，生大黄4.5g，广木香4.5g，槟榔9g，焦楂炭12g。1剂后，即觉腹中渐舒，2剂而愈。本案为脾阳虚寒而积滞不化，故用附、桂、干姜、炙草大队辛热温脾之药，佐以枳、朴、木香、槟榔、楂炭等推荡积滞。于大队温热药中略加生大黄一味，性味苦寒，一则有泻实之功，二则有反佐之意。连服2剂而得痊愈。可见《素问•至真要大论》"必伏其所主，而先其所因"，实为前人经验之谈。临证治病，必须先识病因，然后考虑立法、处方、用药，丝丝入扣，方能疗效卓越。

厚朴三物汤加炒莱菔子治便秘

张某，女，30岁，工人。1984年7月5日初诊：少腹胀满疼痛，大便3日未解，纳食不思，右关脉大，舌红根腻。此乃阳明大肠腑气不通，治拟厚朴三物汤加味行气泄热通便。处方：制厚朴6g，炒枳实6g，生大黄5g（后入），炒莱菔子10g。患者午后服药，至半夜即解大便、量多，少腹胀痛尽除，次日即能工作。少腹胀满，大便闭结，此即《金匮》所谓"痛而闭"也。右关脉大，病属阳明；舌红根腻，宿食在大肠。故用厚朴三物汤行气泄热通便，并加炒莱菔子下气行滞，消除胀满，药仅4味，少而精当，而收桴鼓之效。

利胆退黄，化瘀活血治疗黄疸胁痛

暨某，男，50岁，农民。1977年4月11日初诊：目睛黄，

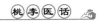

小溲黄,脘胁胀痛,面色晦滞,脉涩,舌边青紫,苔黄糙。仲景云:"瘀热在里,身必发黄。"治宜利胆退黄,化瘀活血。处方:茵陈12g,黑山栀9g,清宁丸3g^(吞),岩柏15g,平地木30g,海金沙12g,车前子12g,当归9g,赤芍9g,郁金9g,虎杖15g,山楂12g。4月16日复诊:目睛黄、小溲黄减轻,脘胁胀痛好转,纳食渐增,脉弦,苔黄糙、边略青紫。再拟清肝热,化瘀血为法。原方去清宁丸、山楂,加生大黄3g、生大麦芽30g。服5剂后于4月28日三诊:目睛转白,略带淡黄,上午小便清白,下午略带黄色,脘胁已不痛,纳便均正常,然仍时觉口苦,脉小弦,苔薄黄边略青紫。继循原意,守复诊方去海金沙,嘱服5剂,黄疸尽退,诸症悉除。黄疸胁痛,面色晦滞,小便色黄,脉涩,舌边青紫,苔黄糙,属瘀热互结之发黄。故在茵陈蒿汤清热利胆退黄的基础上,加入平地木、当归、赤芍、郁金、虎杖、山楂等大队活血化瘀之品,并配伍岩柏、海金沙、车前子利小便而清湿热。使瘀祛新生、湿祛热清,黄疸自退。诚如肝病专家关幼波教授所说:"治黄必活血,血行黄自退。"

黄土汤治疗肝癌失血

沈某,男,59岁,退休工人。1987年10月11日初诊:患者于1987年1月3日自觉小腹胀满,肠鸣矢气,尿黄口苦,至某医院检查,确诊为肝癌后期,出现腹水。自1987年2月24日起即至我处诊治,叠进疏肝理气、健脾利水、清热化瘀、软坚散结之剂,服用半年余,证情基本稳定,小溲量较多,色转清,小腹时胀时松,饮食、大便亦较正常。但3日前突然上见呕血，下见便血，血量多而色紫黑，其人畏寒，四肢清冷，头额四肢冷汗出，纳食不进，时欲泛恶，口苦，脉缓无力，舌质淡，苔黄腻。此为失血之后，阳气欲脱而郁热未清。治宜《金匮》黄土汤温阳摄血，佐以清热养阴。处方：制附子9g，黄芩9g，炒白术12g，阿胶珠9g，生地炭18g，炙甘草4.5g，生晒参9g，参三七3g^{（研吞）}，伏龙肝50g^{（先煎，澄清，以汁煎药）}。共服5剂。

10月15日复诊：今日起已无黑便。肢冷转温，冷汗止，泛恶亦除。脉虚大无力，舌质淡，苔黄腻。阳气渐复，湿热未清，再拟原意增损。上方附子改为6g，加茯苓12g。继服5剂后失血已止，然小便不利，脘腹胀满，改用利水健脾养肝之剂调治。3个月后，患者于1988年2月14日因肝癌久病全身衰竭而死亡。本案肝癌，因门静脉高压而致上消化道出血。患者呕血、便血之后，出现畏寒肢冷、汗出、脉缓、舌质淡等一派阳气衰微之征，故用黄土汤加生晒参、参三七温阳止血。然患者口苦，苔黄腻，此属肝经郁热未清，故重用原方中黄芩、生地清热养阴止血，且兼制术、附温燥之性。当时缺灶心黄土，嘱其子连夜去近郊农村烧柴之灶中觅得（烧煤者不可用），此乃方中君药，温中止血，其功甚大。复诊失血已止，脉转虚大无力，舌质淡，苔黄腻。阳气渐复，湿热未清，故减附子用量，加茯苓以利湿浊。本案患者虽死亡，但黄土汤治肝癌失血确实有效，故据实记之，以供参考。

清热利湿通窍化瘀疗膏淋

陈某，男，52岁，邮递员。患者10年前开始出现小便浑浊、尿道涩痛等症状，经用多种药物治疗，未见明显好转。患

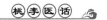

者平时常觉腰痛，经服中药补肾之剂，如熟地、杜仲、川断、狗脊等，反而小溲浑浊如米泔，并常有滑腻之物，小便时尿道热涩疼痛，腰痛剧烈。

1973 年 5 月 30 日患者送报来我处，问道："我腰痛剧烈，用杜仲浸酒服是否有效？"余观其舌苔厚腻而略黄，断为湿热腰痛。湿热腰痛当先清利湿热，湿热一清，肾不受邪，不治腰而腰痛自除。患者又谓其小便浑浊，尿道涩痛不可忍，问其素喜食肥甘之品，闻其口臭深重，按其脉来有力，此为膏淋证也。良由多食肥甘，湿热内蕴，湿热之邪下注膀胱，致气化不利，不能制约脂液而下流，故小便浑浊如米泔，尿道热涩疼痛；又久病必有停瘀败精留着不去，故茎中痛不可忍，"不通则痛"也。此为大实之证，治宜清热利湿，通窍化瘀。处方：苍术 6g，黄柏 6g，川牛膝 9g，生薏苡仁 15g，宣木瓜 9g，车前子 12g，泽泻 9g，川萆薢 12g，细木通 4.5g，生草梢 4.5g，虎杖根 15g，琥珀末 2.4g^(吞)。服药 5 剂后腰痛缓解，小便转清，尿道涩痛大减，原方继服 5 剂，诸症悉除。随访至 1974 年 8 月，1 年多来小便正常，未见复发。此例患者患膏淋 10 余年，曾用多种药物皆未能中病。通过望、闻、问、切四诊合参，分析此病为膏淋，证属湿热停瘀。前医用补肾药施治，血得补而愈涩，热得补而愈盛，停瘀愈是停着不去，湿热愈是胶结不解。此时唯用清热利湿，通窍化瘀方才合拍。方中苍术、黄柏、川牛膝、生薏苡仁，四妙丸也，用以专清下焦湿热；宣木瓜、车前子、泽泻、川萆薢、细木通清热利湿，通利下窍；生草梢能泻最下之热；虎杖根活血化瘀，功兼利湿，观叶天士治淋证多用虎杖；琥珀末为利水通淋、活血化瘀之良药，《别录》谓其能"消瘀血，通五淋"。合而成方，服药 10 剂，10 年痼疾得以痊愈。

桂枝加桂汤加茯苓治疗奔豚气

　　韩某，女，43岁，居民。1979年12月初诊：阵发性室上性心动过速20余年，近来发作频繁，日二三次。发作时自觉有气从少腹上冲至胸，心悸，眩晕，汗出，身瞤动，不能自主，经半小时至1小时自可缓解。故特从陕西省府谷县来京诊治。以其脉缓，舌苔薄润，知患者内有水寒之气。故初诊投以苓桂术甘汤合二陈汤，复诊投真武汤，虽俱有小效，但并不显著。三诊时抓住其发作时自觉有气从少腹上冲至胸、心悸这两大主症，认为病属奔豚，乃肾中水寒之气向上冲逆，水气凌心。遂投桂枝加桂汤，并加大量茯苓以伐肾邪。处方：桂枝15g，炒白芍9g，炙甘草6g，生姜9g，大枣4枚，茯苓24g。服此方后奔豚气即不再发作，心悸亦大为好转。共服此方12剂，患者愉快地前来告别，离京返乡。本案据仲景原方比例用药，投桂枝加桂汤，加重桂枝，平其冲气。《伤寒论》有"其气上冲者，可与桂枝汤"句，说明桂枝汤原治气上冲证，若加重桂枝用量，自可治气上冲心、发作奔豚者。药量加减的变化，至关重要，于此可见一斑。

经方分施失眠

　　杨某，女，44岁，幼儿园教师。1975年4月18日初诊：素体肝血不足，面色少华，神疲乏力。近来夜不安寐，心烦眩晕，脉弦细，舌质红，苔薄白。《金匮》云："虚劳虚烦不得眠，酸枣仁汤主之。"今宗其法拟酸枣仁汤合四物汤加减养肝之

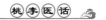

体,调肝之用,缓肝之急。处方:炒酸枣仁12g,知母6g,川芎3g,辰茯苓12g,生甘草3g,当归身9g,生白芍9g,佛手6g,绿萼梅4.5g^(后入),白蒺藜9g,广郁金9g,紫丹参12g。患者服药5剂,夜寐能安,诸恙悉平。肝藏魂,人卧则血归于肝。虚劳之人肝气不荣,肝血不足,魂不得藏,而致虚烦不得眠。投酸枣仁汤合四物汤加减养血调肝,用治虚烦不眠,收效颇捷。

沈某,男,34岁,职工。1977年3月19日初诊:胃部不适,纳食少,夜不安寐,舌苔黄糙。此乃胃不和则卧不安,治宜清胃热,消导和中。处方:黑山栀9g,淡豆豉9g,广郁金9g,陈皮4.5g,竹茹9g,神曲12g,生半夏3g,茯苓12g,甘草3g,生姜3片。服4剂后纳食正常,胃脘舒适,夜寐遂安。患者胃不和则卧不安,用栀子豉汤加味清热除烦,消导和中,使胃热清泄,中焦通畅,夜寐自安。

白虎加桂枝汤疗热痹

朱某,男,32岁,农民。1970年12月24日初诊:患者两膝关节红肿疼痛,按之灼热,行走不便,时发时止。自诉每晚睡觉时常将双膝露于棉被之外,感觉得凉稍舒。脉洪,舌质红,苔薄黄。此属热痹,白虎加桂枝汤主之。处方:嫩桂枝6g,生石膏15g,肥知母6g,天花粉12g,生甘草4.5g,细生地18g,忍冬藤18g,桑枝18g,怀牛膝12g。3剂后于12月26日复诊:经服白虎加桂枝汤后,双膝关节红肿疼痛悉减。脉洪,舌质红,苔薄黄,拟再进原意。处方:前方加鳖甲15g,予3剂。患者服药后,双膝关节红肿疼痛完全消失,随访4年未见复发。热痹,双膝关节红肿热痛,用白虎汤寒凉清热;加桂枝和营血以利关节；患者舌质红，苔薄黄，为热痹耗伤阴津，故加生地、天花粉养阴生津；经络闭阻不通，再加忍冬藤、桑枝疏通经络；其病在膝，故加怀牛膝引药下行。复诊虽诸症悉减，但仍脉洪，舌质红，苔薄黄，此为炉烟虽熄，灰中有火，故仍以原方为基础，加鳖甲，以其能除骨节间劳热也。

燠土胜水治腰酸

沈某，男，21岁，农民。1985年8月15日初诊：腰酸月余，围腰一圈均酸，伴重坠感，纳少眩晕，脉缓，舌苔薄腻。曾经某中医投补脾益气之剂无效。予甘姜苓术汤加味燠土以胜水。处方：炙甘草6g，干姜6g，生白术15g，茯苓15g，生薏苡仁15g，炒当归10g，怀牛膝12g，桂心3g。8月20日复诊：腰酸好转，纳食有增，但感头重眩晕。此为水饮上冒，拟前方合泽泻汤主之。上方加泽泻12g，予5剂。至1986年8月11日，其父前来治病，谓沈某服药后腰酸病即愈，迄今1年未发。本案腰酸重坠，纳少眩晕，其围腰一圈均酸，是属肾着。《金匮》虽云肾着"饮食如故"，但验之临床并不完全如此。本案患者即见饮食日减，因湿邪可以影响中焦，妨碍脾胃。故投甘姜苓术汤（即"肾着汤"）加味，腰酸好转，饮食亦增。但因头重、眩晕未瘥，复诊守前方合泽泻汤去其水饮，而获痊愈。

从少阳气郁论治颈部结核

孟某，女，64岁，退休工人。1987年8月10日初诊：患

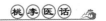

者右侧颈部结核已半月，如 2 分钱币大，左关脉弦，舌苔黄腻。此属少阳气郁，痰火凝聚，治宜小柴胡汤加减清少阳，化痰火，散郁结。处方：柴胡 5g，黄芩 6g，制半夏 9g，天花粉 12g，牛蒡子 12g，大贝母 12g，牡蛎 30g，赤芍 9g，丹皮 9g，连翘 9g，夏枯草 15g，小青皮 6g。患者连服此方 14 剂，颈部结核全消，患者于 9 月 30 日特来致谢。本案结核患于颈部，窃思颈部乃少阳经脉循行之地，再据左关脉弦，舌苔黄腻，乃少阳气郁痰凝为患。以其属实属热，故用小柴胡汤去参、草、姜、枣，加入清热凉血、化痰散结之品。药虽平淡，方却中病，故服后颈部结核全消。此案说明，分清脏腑经络是辨证论治的重要环节。

妊娠泄泻治在中焦

林某，女，30 岁，教师。1990 年 6 月 25 日初诊：妊娠已 5 月，在看电影时受寒，回家后即发热，少腹痛，大便溏，如水样，苔黄浊腻，右关脉大。治疗重点在于中焦胃腑。处方：黄芩 6g，炒白术 6g，紫苏梗 6g，藿香梗 6g，黄连 3g，煨木香 5g，制川朴 5g，扁豆衣 12g，炒白芍 9g，炙甘草 5g。服药 1 剂发热腹痛即瘥，3 剂而愈。足月后分娩一女。妊娠期间正气不足，时值夏至之后，暑湿内受，再加触冒冷气，内外合邪，直接影响中焦，胃腑升降失常，以致发热腹痛泄泻。故用清热燥湿，健脾安胎之黄芩、白术，乃朱丹溪法；配伍行气止痛，厚肠止利之木香、黄连，即香连丸方；痛由寒湿引发，用藿梗、苏梗、厚朴、扁豆衣芳香化湿，祛寒止泻，系仿藿香正气散、香薷散意；又有白芍、甘草缓急止痛，酸甘化阴，以防苦燥太过耗伤阴血，即仲景芍药甘草汤是也。合而成方，祛病以安胎，虚实兼顾，用药丝丝入扣，故一鼓而平。

产后便秘同病异治三则

沈某，女，28岁，农民。1974年3月23日初诊：素患痔疾，但不常发作，现产后40天，大便每二三日一次，干结难解，患者用力努挣，以致痔疾复发，肛门口外痔突出如蚕豆大，伴肛裂出血，疼痛难忍，入夜则口渴，脉虚弱，舌质红少苔。此为产后失血伤津，津液枯燥不能濡润肠道，犹如无水行舟，故大便艰涩难解。当内外兼治，以图速效。先嘱其用大田螺两个去壳，加入冰片少许，待田螺化水后，用干净毛笔蘸水搽于外痔之上，取其清热凉血止痛之效。经外治数次，外痔疼痛显著好转。再进增液润燥之剂以治其本，投增液汤加味，以补药之体作泻药之用。处方：玄参18g，生地30g，麦冬15g，生首乌15g，白芍9g，麻仁9g，知母6g，白蜜30g^(冲服)。服药5剂后大便畅通，肛裂亦随之痊愈。

周某，女，25岁，农民。1974年4月25日初诊：患者系初产妇，产后已1月，纳食少进，恶露淡红，口渴少津，大便艰涩难下，左胁隐痛，脉虚数，舌淡苔白。产后脾虚食少，气虚不能摄血，故产后虽已1月仍恶露未净，其色淡红；血虚津枯，不能滋润大肠，故口渴少津，大便艰涩；血不养肝则左胁隐痛；脉虚数、舌质淡为津血亏损，气血俱虚之征。治宜益气养血润肠。处方：党参12g，炒白术9g，茯苓12g，炙甘草6g，当归身9g，炒白芍9g，生熟地各12g，肉苁蓉9g，麦冬9g，白蜜30g^(冲)。服药3剂后大便畅通，纳食正常，恶露已净，口渴、胁痛也有好转，停药以饮食调养而复原。

罗某，女，28岁，工人。1975年2月22日初诊：患者系初产妇，产后近1月，恶露已净。自诉分娩后一直大便秘结难解，现有1星期未解大便。自觉大便虽达肛门口，但苦于不能解出，肛门口灼痛难忍。患者卧床不起，性情急躁，脉左关略弦，余部皆缓，苔薄。此属产后血虚，肠道干涩，更兼气机郁滞，以致大肠传导失司，糟粕不得下行。治宜养血润肠，佐以理气。处方：当归身9g，炒白芍9g，熟地12g，火麻仁9g，广皮4.5g，炒枳壳6g，佛手6g，白蜜60g$^{(冲)}$。服药4剂后大便畅通，精神好转，能起床活动。但因气机未和，胃中嘈杂，改投逍遥散加味，服5剂而安。

《金匮要略·妇人产后病脉证治》云："新产妇人有三病……三者大便难。"说明产后便秘为妇科常见病。仲景同时指出："亡津液胃燥，故大便难。"对产后便秘的病因病机作出了精辟的分析。产后阴血亏损八脉空虚，见证以虚秘为多，非单纯攻下可以解决。务必通过详细的辨证论治，对症下药，切忌无的放矢，乱投攻下，而犯虚虚之弊。当时刻顾其气血津液，使产妇气血足，津液盛，则大便自调。当然，产后便秘也有属于肠胃实热所致者，可投攻下之剂，但当衰其大半而止，毋使过之，伤其正也。

上述3例虽俱为产后便秘，但因病机不同而用药各异，都取得了较好的疗效，体现了中医学"同病异治"的优越性。据作者临床所见，产后便秘以阴虚液亏者为多。尝读吴鞠通《温病条辨·解产难》，吴氏云："产后无他病，但大便难者，可与增液汤。"作者以增液汤（玄参、生地、麦冬）加生首乌、白芍、知母、麻仁、白蜜，取名为"增液润燥汤"，治疗阴虚液亏之产后便秘屡获卓效。上述3例产后便秘皆用白蜜，《本经》

谓白蜜能"安五藏诸不足，益气补中，止痛解毒，除众病，和百药"。李中梓《医宗必读》也认为白蜜有"和百药而解诸毒，安五藏而补诸虚，润大肠而悦颜色，调脾胃而除心烦"之效，故对产后虚秘尤为适宜。

圣愈汤治疗产后少乳案

2011年3月初，余参加全国政协十一届四次会议期间，在北京会议中心遇见肖某，其妻产后已满月，乳汁极少。遂约其妻至北京会议中心诊脉。其妻30岁，脉缓弱无力，舌苔淡白而润，奶水少但乳房软而不硬，遂认为此由气血不足所致，用圣愈汤出入。处方：党参30g，生黄芪30g，当归10g，炒白芍10g，川芎5g，熟地15g，白通草6g。服用3剂后，肖某即告知其妻乳汁已多，嘱可服原方3周，以善其后。

小儿气利

陈某，男，14个月。1987年11月25日初诊：患儿时常水泻，有时1日六七行，每随矢气而泻出，舌苔薄白。此气利也。拟《金匮》诃黎勒散方加健脾益气止泻之品。处方：煨诃子肉3g，党参3g，茯苓5g，炙甘草2g，炒陈皮2g，炒山药6g，扁豆衣5g，莲肉5粒。12月6日傍晚，其母谓患儿服此方2剂，泻利即止。

按：本案水泻，每随矢气而出，故断为气利。舌苔薄白，故知为脾虚。投以煨诃子涩肠止泻，合参、苓、甘草、陈皮、

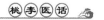

山药、莲肉、扁豆衣健脾止泻。全方固其滑脱，补其虚损，宜乎应手取效。

新加香薷饮治疗小儿阴暑

2019年8月16日，周某携其7岁幼子，来治畏寒发热，余诊其脉浮数，用桑菊饮。8月28日晚再来，患儿畏寒，鼻塞，发热，脉数有力，然舌苔中腻、质不红。考虑为时令暑热，又因贪凉吹空调受风寒，当用新加香薷饮主之。小孩自言怕冷，胃脘部不适，故用香薷5g，制厚朴6g，炒白扁豆10g。又因发热脉数，加金银花12g，连翘10g。嘱服3剂。8月31日上午，其父电话云"小儿怕冷、鼻塞、发热均瘥"，嘱停药可也。

香薷乃夏月之麻黄。忆1983年夏，余在浙江中医学院方剂教研室办公，吹电扇太过，发热畏寒，周身不适，魏康伯主任为我开一方，即香薷饮合藿香正气汤，亦三剂即瘥。古人所谓阴暑，虽有发热，不可专恃寒药也。周童首诊，未考虑其舌不红、苔腻，故服后发热不退。我仅考虑时令为夏季，天气大热，小儿又为纯阳之体，不敢用温热药，此医家之误也。

小儿肛旁脓肿验案

一男婴，出生45日，海盐县人。2017年5月28日初诊，父母代述：出生一月余，近十来日发现肛旁脓肿。视男婴之肛门下方确有红肿,有小脓头四五处,色黄。视男婴舌苔腻,此乃湿热蕴毒下注,估计系母食膏粱厚味太过。因产后想增加营养,增多乳汁,嘉兴一带乡间都令乳母日食鸡、肉、蛋等,热量太高,蕴积成湿、成毒,故当化脓利湿,清热解毒。处方:生薏苡仁12g,金银花6g,生甘草2g。

2017年6月4日,服七剂后来复诊:肛旁脓肿之处黄色脓头已基本消失,红肿亦减轻。其母云男婴大便隔日一解。视其舌苔仍腻,再拟利湿排脓、清热解毒、和血润肠通便为法。处方:上方加当归2g。再服七剂后,2017年6月11日三诊:肛门下方之红肿、脓头均已消失,大便已能日解,唯舌苔仍腻。守上方,嘱再服七剂以利湿清热,解毒和血。并嘱若诸症均瘥,可每天用薏苡仁12g煎汤放入奶瓶中喂食,以杜绝湿热下注之患。

此小方治大病也。此病西医云要动手术,但又不敢对小儿下手,其父母也恐小儿幼小,难过手术关,故抱来诊治。患儿苔腻,肛门下方红肿有脓,断为湿热蕴毒,故用薏苡仁排脓利湿清热。考仲师用薏苡仁治肠痈,其理相同。再加银花甘草汤解一切热毒。因小儿仅出生45日,故剂量不可太大,银花6g、甘草2g足矣!复诊加当归,亦仅用2g,取其和血脉、润肠通便之功。此亦去性存用也,去其辛温之性,存其和血、润肠之用,仅用少量,以为反佐。少量辛温之当归,加入大量薏苡仁、银花之中,其辛温之性被制,生甘草又清热解毒,故方剂仍是寒凉性质。婴儿服药2周,肛旁脓肿消失,未用一粒西药,更未开刀,仅三四味药即奏奇效,亦乃小儿脏腑清灵,随拨随应,古人不欺我也。婴儿家长能信任中医中药,这也是服药奏效的关键条件。

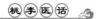

 ## 察脉辨证疗吐血

老妪陈某平素纳谷少进，眩晕肢楚。1971年3月突然吐血数次，血色淡红，心悸不宁，按其脉来细而微数，舌质淡，苔薄白。脾为统血之脏，脾气虚弱，不能统血，血离经而妄行。或问："吾知热伤阳络而吐血，汝为何不曰其热，反曰其虚？"吾曰："医道贵乎辨证。纳少眩晕，此胃气营血大虚之象也。脾统血而心主血，心火又为脾土之母，子虚则盗母气，心主血脉，血脉亦渐不足，故吐血血色淡红，心悸不宁。舌质淡，苔薄白，更为气血大虚之征。凡此种种，足可以言是由虚而吐血，非因火而致病。"然而脉来细而微数，尚恐再要吐血。前人有诸血证脉宜细缓，不宜洪数之说。脉数而不洪，虽可能再次吐血，然而量必不多，不必虑也。拟引血归脾法，投济生归脾丸，每日12g吞服。2日后果然又吐血两口，后再未吐出。服济生归脾丸7日，心悸眩晕俱减，纳食亦渐多。再按其脉已细缓，苔仍薄白少华。血已归脾，病去大半。经云："中焦受气取汁，变化而赤，是谓血。"中州气足则可以生血。于是再用六君子丸调理中州，每日吞服12g，服10日而告愈。或问："六君子丸中半夏性燥大热，耗血动血，用此等药不怕血证复发耶？"余告之曰："阴亏血热之人，用半夏确能耗血动血；如今是施治于中州脾气不振之人，正欲取其温燥而开胃进食，因脾喜燥也。况其脉来细缓，苔薄少华，安有耗血动血之弊？本案随访两年未见复发。试观仲景黄土汤治便血，白术、附子同用，燥烈甚矣！方中虽用黄芩、地黄防温燥太过，但总属温阳摄血之剂。可知仲景未尝不用温药治血。吾从中悟出，以归脾、六君治吐血，虽血出之部位不同，但同是太阴虚寒之证,故用温燥之剂而得心应手。

尿血自治案

　　2017 年 10 月 13 日上午,余在浙江名中医馆门诊,中途小便时,发现尿血鲜红,无涩痛。自此至次日(14 日)早晨,所有小便均为血尿,14 日早晨六点半,余诊己之脉,左寸大,左关弦,左尺带虚浮之象,舌红少苔,此属治病劳心,谋虑太过,肝血不能潜藏,肾阴亏虚久矣!当拟补肝肾以止血之方。处方:生地炭 25g,山药 15g,山茱萸 12g,丹皮炭 10g,茯苓 10g,泽泻 10g,当归炭 6g,炒白芍 20g,煅龙骨 30g,煅牡蛎 30g,白茅根 30g。共服药 14 剂,至 2022 年尿血未再出现。

橘皮生姜治水饮

　　1972 年秋,某日黄昏后,余自觉有气从胃部上冲,欲呕

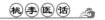

而不得，欲呃而不能，四肢微冷，痛苦难以名状。窃思此乃水饮停于中脘，阻碍气机，欲升不得，欲降不能，阳气不达于四肢之故。遂搜寻橘皮、生姜二物（因时值深秋，已有鲜橘，食橘后留下橘皮，业已干燥；且秋令收获生姜，家有所藏），各取 6g 许，煎汤温服。药汤下咽须臾，诸症即愈，与数分钟前判若两人，真简便良方也。饮停中脘，气机阻塞，自投《金匮》橘皮汤，竟获立竿见影之效。证明仲景方后注"下咽即愈"，并非虚言。

从心肾不交论治滑精

1982 年冬，嘉善县干窑镇一农民，近 40 岁，因遗精前来求治。其人滑精，至不能控制之地步，甚至大便时略加用力，也会精液自出，可谓滑脱不禁。并常失眠，多梦，脉虚细，舌苔薄白，余先投桂枝加龙骨牡蛎汤 5 剂不效。患者仍求复诊，并颇有信心，住入杭州一招待所，谓不治好此病不回嘉善。于是，再仔细辨证，此人失眠多梦是心经病，遗精是肾经病，系心肾不交，而又饮食日少，是脾病。脾为黄婆，交心肾必先治其脾。于是合归脾汤、妙香散于一方。处方：党参12g，炙黄芪 12g，炒白术 10g，茯苓 12g，炙甘草 5g，炒陈皮6g，当归 10g，炒酸枣仁 12g，远志 6g，广木香 3g，龙眼肉 9g，生姜 3 片，大枣 7 枚，山药 15g。服 5 剂滑精大减，再守方服10 剂乃愈。患者遂高兴地返回嘉善了。本案滑精先用常法调阴止遗精，不效。后再三思考，从心肾不交论治，通过补养脾气，使心血充足，心火自能下交于肾，肾水自能上潮于心，如此则水火既济，遗滑自止。可见运用中医基础理论指导临床遣方用药，并非易事。另外，患者的充分信任，也是促使医者开动脑筋，治好疾病的动力。

叔公亡阴急救

　　叔公郁长军系黄埔军校同学会会员，92岁，于2010年12月21日（冬至夜）晚上八点，突然气急痰多，腹胀，面色发白，手足冰冷。家人急打电话给我，我建议吃移山参，一支分三天，加7个红枣，炖服。并请家人看叔公舌苔，苔黑而干，无一点水分，考虑此是亡阴重证。故电话嘱吃移山参外，用太子参20g、麦冬15g、五味子6g、龙骨20g、牡蛎30g，服用5剂。取生脉饮益气，生津，敛气，加龙牡，下其痰涎，固其滑脱。

　　服三剂后，苔黑即退，口干亦好转，舌上已有水分，但入夜仍气急，再服五剂后，舌上已不干，夜里气急亦基本平息。2011年1月1日通话，嘱再服此方十剂，每剂加当归10g，因当归主"咳逆上气"（《神农本草经》），养血和血。

　　2011年2月底，余电话问病，云人很好，无不适感。2011年10月18日，余见叔公，身体好，按脉右关有力。叔公于2016年2月2日去世，享年98岁。

心悸脉结复脉建功

　　2000年5月2日，叔公郁长军与其亲戚郁功封特从老家嘉善赶来望我，言及两人在同年春节后均心悸、脉结，向我求诊。因两人均为八十岁以上的高龄老翁，且均舌淡红苔薄白，故断为心脏阴阳气血俱虚，而投仲景复脉汤原方。处方：生地 30g，麦冬 15g，阿胶 10g，黑芝麻 10g，炙甘草 12g，党参 15g，桂枝 6g，生姜 6g，大枣 30 枚。共 15 剂。服药后两人均脉结消失，精神爽朗，面色润泽。叔公问我：服药后出现便溏，日三四次，然便后并不感乏力，反觉精神振作，不知何故？余告之曰：因方内用大量生地、麦冬，有润肠通便之功，且黑芝麻亦有此效，阴血得补，大肠自得濡润，乃正常现象。但叔公告我：大便溏而次数多，虽属服药后的正常现象，但亦应告知病家，使其有心理准备，不致担忧，误以为出现其他疾患。余唯唯允诺。医者均以为用药对症，而少对患者言及服药后可能出现的反应，而这些可能出现的服药反应也万万不可忽视。叔公之言确为医家针砭。

两位八十老翁服复脉汤 10 余剂，能使心悸、脉结消失，说明仲景确为医中之圣，在 1 700 余年前即能治此难治之证，从补益心之阴阳气血治心悸、脉结，确为治本之图。至 2001 年 1 月 26 日，叔公来望我，诊其脉毫无结象，确已痊愈。同年底，郁功封陪其女前来治病，云心悸脉结未再发生，诊其脉亦无结象。2 例老翁心悸脉结均投复脉汤获效的关键是：①用原方药味；②按原方药物剂量及比例处方，尤其重用生地、炙甘草、大枣；③原方麻仁均用今之黑芝麻，非大麻仁也；④原方水酒各半久煎取用，故也嘱患者加清酒（米酒）适量（一般用 60g）同煎。

暑秽刺血急救

1973 年盛夏某日中午，嘉兴市凤桥镇永红村农妇范某在烈日下割草不止，至下午 2 点后又去水田中耘田。暑为天之气，湿为地之气，人在烈日之下，又跪于水田之中，暑气下迫，水湿上蒸，如此则暑热挟秽浊之气蒙蔽心包而致突然昏厥。下午 3 点钟，有村民急步跑来，言范某已昏死过去，要我立即救治。余急急赶去，范某已被移入仓库内，平躺在木板上，数十名村民围着。余诊其脉沉而有力，知为闭证，见仓库不通风，人又围得水泄不通，不利于暑热之凉散。故命村民将范妇抬出仓库，安置于一凉棚之内，四周有凉风习习，可以疏散暑气。然患者昏迷不醒，当先开其闭，遂取药箱中三棱针，针刺十宣穴，十宣穴刺遍，其手方觉疼痛而微动，片刻，复刺十宣穴一遍，双目即能睁开识人。一面请人以凉毛巾敷于其头额、胸中，并擦四肢，使心火能降，暑热能消，气机能通。待其苏醒，又开诸葛行军散 2 支，以辟秽解毒，开窍醒神，而获痊愈。通过本案诊治，可见治昏厥闭证时，应先开其闭，急则治标，针刺十宣，可获速效。否则急病碰到慢郎中，岂不误事！

多宝讲寺僧人高热案

2011 年 5 月 20 日晚，余至浙江大学医学院附属第一医院应诊，三门县高枧多宝讲寺僧人，42 岁，发高热一周余不退。余视其人面赤，头上汗出，诊脉右关实大而数，舌质红苔薄腻。患者身大热，汗大出，口大渴，脉洪大，符合《伤寒论》白虎汤之四大证，且大便五日未解，未有痞、满、燥、实之证，故考虑当治其阳明经热，宜白虎汤。处方：生石膏 50g，知母 10g，生甘草 6g，天花粉 15g，芦根 30g，金银花 30g，连翘

15g，瓜蒌皮 12g。服药 4 剂后热退病瘥。本方即白虎汤重用石膏以清阳明气分之实热；以天花粉易粳米，清热生津；再加芦根清热生津；银、翘清热解毒；瓜蒌清化痰热。

为沈仲圭先生处方以疗痰热咳嗽[1]

1979 年 5 月底，卫生部中医研究院广安门医院沈仲圭主任医师，79 岁，因外感恶寒发热，自服葱豉桔梗汤加减，恶寒虽退但发热依然。其发热多在午后、晚上，体温不甚高，常在 37.5～38℃之间，清晨则热退，自觉口干咽燥但不渴饮，咳嗽频作，痰多色白，小便黄少，经 X 线片诊断为大叶性肺炎，已注射青霉素、链霉素 5 日，未见显效。适余于 6 月 1 日晚去广安门医院拜谒沈老，沈师母遂邀余处方。沈老形体消瘦，舌苔薄腻，脉缓。此为痰热咳嗽，因年高正虚无力抗邪，故发热不甚。正虚为其本，痰热为其标，幸喜纳食尚可，当先治其标，清化痰热也。处方：芦根 25g，杏仁 9g，生薏苡仁 12g，冬瓜子 12g，茯苓 12g，甘草 3g，白通草 4.5g，淡竹叶 9g。服药 3 剂，发热退，小便转清，然仍咳嗽痰多，口干咽燥，大便 2 日未解，脉缓，苔薄白略干。再拟清化痰热之剂，上方去白通

1　1978 年，余在北京中医学院求学，常去杭州籍中医前辈沈仲圭先生家请教医理。沈老夫妇视我如子，关怀备至，余亦视沈老夫妇如父母，作礼恭敬。记得 1979 年 6 月 1 日晚在沈老家，先由湖南某某医师为沈老诊病处方，考虑为大叶性肺炎，用银花、连翘、鱼腥草等清热解毒之品为主，再由我为沈老诊病处方，投《千金》苇茎汤加味以清化痰热为主，因沈老脉不数而反缓，舌不红而反腻，病之重点在痰不在热也。沈老沉思再三，决定服余之方。全方轻可去实，因势利导，使肺家痰热从水道而出。邪去之后，再投参苓白术散，但去升提之桔梗，温燥之白术、砂仁，纯用甘淡平和之品培土生金而复原。

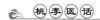

草，加象贝母9g，4剂。沈老服药后咳嗽即愈，二便正常，口中和，惟形体消瘦，舌苔薄白，脉缓无力，再投参苓白术散去白术、砂仁、桔梗，4剂，逐渐恢复健康。

 ## 三方复合治咳嗽

友人杜某，男，54岁，2011年4月12日下午5点来电。言其咽痒咳嗽，白痰多，味咸，鼻涕多，汗出，苔白，旋拟方：百部10g，白前10g，化橘红6g，桔梗6g，生甘草5g，蜜紫菀10g，制半夏12g，茯苓20g，杏仁12g，薏苡仁30g，冬瓜子15g，当归10g，熟地15g。此方用止嗽散去散风寒之荆芥；合金水六君煎，因白痰味咸，当考虑劳累耗伤肾精，故用当归、熟地补肾止咳；再合苇茎汤去苇茎，因痰浊多，用杏仁、薏苡仁、冬瓜子以化痰浊，去苇茎者，不欲太寒凉也！2011年5月7日晚，杜某云：服上方三剂即效，现身体很好。诊其左关脉弦而有力，右关实大有力，彼此言谈甚欢！

 ## 地黄饮子合生脉散治喑痱

2001年12月12日，浙江中医学院专家、教授一行8人，赴台湾中国医药学院参访，由本人任团长。当晚10点半，余应邀诊治台中市凌老先生，84岁高龄，久病卧床不起，或暂坐于轮椅之上，舌强不能言，足废不能行，耳聋不能听，大便干燥。台湾某医院认为此病无法医治，且久住床位不能周转，劝其回家调养。家人无法可想，故邀余诊治。望其舌苔薄白，切其脉有结象，右关脉大有力。告其家属：此属喑痱病。《素问·脉解篇》云："内夺而厥，则为喑痱，此肾虚也。"盖足少阴肾脉挟舌本，肾虚内夺，精气不能上承，故舌强不能言；肾虚水泛为痰，痰浊堵塞窍道，亦令舌强不能言，此为喑。肾主骨，下元虚衰，筋骨痿软，故足废不能行，此为痱。肾开窍于耳，肾精不足，故耳聋不能听；肾又主水液，司二便，肾精不足，故大便干燥。舌苔薄白，此阴阳俱虚之征也。脉结，乃心之气阴不足。右关脉大有力，主后天胃气壮实，可以弥补先天肾精之不足也，其饮食颇健，可见脉症相符。治拟滋肾阴，补肾阳，开窍化痰，佐以益心气，养心阴。用刘河间地黄饮子合李东垣生脉散主之。处方：生地黄 20g，山茱萸 12g，麦冬 15g，五味子 6g，远志 6g，石菖蒲 6g，西洋参 6g，茯苓 12g，巴戟天 6g，肉苁蓉 10g，肉桂 2g，西枫斗 6g。病家取效心切，特派亲属于次日乘飞机去杭州浙江中医学院门诊部配中药 60 剂。患者服药 10 余剂，即能在家中行走一二步，服完 60 剂，已能从家中一间房间走到另一房间，而且能说两三字的简短话语，耳能听声，自己摘下了助听器。自服药后，大便一直保持通畅。2002 年 3 月 17 日，凌老夫人与女儿、女婿亲自前来杭州致谢。嘱效不更方，再配原方 30 剂回台。

本案喑痱，由患者高年肾虚精亏所致，又有心病脉结，确属难治。然投以地黄饮子合生脉散，获效之速，又出人意外。说明古方能治今病，只要辨证正确，治法得当，可起沉疴。犹如拔刺雪污，刺虽深，犹可拔也；污再重，犹可雪也，就恐未得其术耳。余敢治此病，主要凭患者右关脉大有力，此乃后天胃气强盛之征。后天可补先天，宗气亦赖胃气，证实了"纳谷者昌，绝谷者亡"，确有临床指导价值。

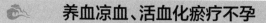

养血凉血、活血化瘀疗不孕

嘉兴市凤桥镇郑某，伤科医师王某之媳也。婚后3年未能成孕，经西医诊断为子宫发育不良，求治于余。时1970年夏间事也。按其脉来细而兼促，观其舌质红而少苔，并云经水二三月一行，经量极少，胁肋时时隐隐作痛。良由少年成婚，阴血未充，木火体质，亢阳为患，血不养肝，经行失其常度而胁痛隐隐。此阴血亏损，血分有热之证也。余告之曰：此种病证，唯有塞因塞用，用养血凉血法治之。肝血足则月经自能正常；冲任热去，则胞宫自能摄精，决不能妄通其经，犯虚虚实实之戒。前贤吴氏鞠通所谓："治内伤如相。"即必须从容不迫，方能成功。为病既久，断然不能求速效也。方用当归、白芍、生地、熟地、玄参、麦冬、杞子、萸肉、丹皮、白薇、黄柏之属。王某见方后即谓：服此种寒凉药后必不能孕矣！幸其子力主余治，先后上门求治4次，余总以前方加减，共服药20剂，经水渐趋正常而胁痛大减，随即成孕，足月后分娩一子。自古以来不孕症多从子宫虚寒论治，方用毓麟珠，艾附暖宫丸，四物汤加芪、桂、鹿茸等品。近人陆士谔亦谓久服四物汤加芪、桂即易成孕；久服四物汤加知、柏即能绝孕。此说偏矣！余治不孕，每遇子宫虚寒之人，常用温热；倘见阴虚血热之体，则滋阴凉血之品必不可少。此遵《内经》"治病必求于本"之旨也。而世人多不识此，见黄柏、丹皮则惧，见肉桂、黄芪则喜，此大谬也，只因未读《内》《难》及仲景书故也。

嘉兴市郊马桥乡一农妇，30岁。婚后5年不孕，经各地诊治，未见疗效，1984年10月由马桥中学顾老师陪同至我处诊治。患者经行后期，少腹疼痛，经水色紫有块，量少，脉涩，舌苔薄白边有瘀点。此属瘀阻胞宫，瘀血不去则新血不生，不能摄精成胎，投桂枝茯苓丸加味化瘀活血。处方：桂枝4.5g，茯苓12g，赤芍9g，丹皮9g，桃仁9g，当归9g，川芎4.5g，红花4.5g，失笑散12g^(包煎)。嘱患者每月月经来潮之前服此方5剂以活血化瘀，连服3个周期。越年余，顾老师来信告知，患者已生育一子，欣喜非常。

按：本案婚后5年不孕，据其脉证，断为瘀阻胞宫，不能摄精成胎，故投桂枝茯苓丸加味化瘀活血，终于使瘀祛新生，毓麟有望。嘱患者每次月经之前服药，可使瘀血借经期排出体外，此亦驱逐瘀血之法也。

白虎汤化裁疗小儿发热

1972年秋后，4岁小儿徐永全患咳嗽10余日，随后发热不退，经西医注射青、链霉素数针，体温仍在38℃左右。观其舌质红苔黄厚，咽喉红肿，面色通红，咳呛时作。其父云小儿发热以午后为甚，大便少解而小溲黄赤。属肺胃气分实热。遂为之处方：生石膏12g，知母4.5g，生甘草6g，天花粉9g，象贝9g，杏仁9g，蒌仁_(打碎)9g，银花9g，连翘9g，淡竹叶6g。1剂知，2剂已。数日后见小儿，活泼如常矣。本案发热，方取仲景白虎汤以清阳明气分实热，以天花粉易粳米，取其生津润燥；加象贝、杏仁、蒌仁化太阴之痰；用银花、连翘、竹叶清太阴之热。二仁皆能润大肠，竹叶更能清火府。重用甘草，一则用其清热润燥，二则恐小儿不易服药，取其调和药性也。

萝卜冬瓜治疗婴儿腹胀病危

1999年8月14日晚，萧山宁围镇张某偕其妻弟赵某前来我家，神情紧张，言及赵某之子出生仅14日，腹大胀满，身面皮肤色黄，脐有血水，而收住浙江省儿童保健院。医生诊断为：败血症？并开出病危通知单，但该病未能最后确诊，不知如何是好。余凝神静思，患儿无发热，一般不会是败血症。脐上有血水，新生儿脐带剪断后，因天热可能会感染，亦无关紧要。时值暑湿时令，而杭州一带习俗对产妇投肥腻厚味之饮食，致中焦食滞湿热不化，其乳汁哺育婴儿，湿热食滞也随之殃及婴儿，以致患儿腹大如鼓，身面肌肤均黄。询之果然，产妇日食鸽子、鸡、肉、蛋等，以致近日毫无食欲，时欲呕吐，大便不通。余即嘱病家停用母乳，每日在家熬好萝卜汤及冬瓜汤，放在奶瓶中携入医院，给患儿喂萝卜汤、冬瓜汤，可消食滞，清湿热。患儿服食萝卜汤、冬瓜汤2日，腹大即消，面黄即退，住院1星期后，安然出院。观此案可知，爱之，反足以害之。夏季湿热熏蒸，病家只知给产妇进补，以期乳汁充足，有利育儿。不知补食助长湿热，且通过母乳进入婴儿体内，脾胃不能运化，以致腹大胀满，身面发黄。萝卜消食导滞，煎汤后有消导之功而无伤正之虞；冬瓜则清热利湿而不伤胃气。治疗出生仅半月之赤子，若用药剧烈，邪去正亦受伤，故用食疗之法，病家有不药之喜，患儿亦迅速康复。

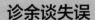

诊余谈失误

每个医生临床既久，有经验，也必定有教训。总结经验，吸取教训，医疗技术才能逐渐提高。余尝读清代程钟龄《医学心悟·医中百误歌》，深受启发。病有误于医家者，有误于病家者，有误于旁人者，有误于药中者，有误于煎药者，不可不知。今将亲身经历教训4则披露于下，或许对医界同道有所裨益。

案1：1971年5月，有汤姓少妇，22岁，因婚后停经月余，恶心呕吐，前来诊治。患者呕吐频繁，纳食少进，倦怠乏力。诊其脉缓，稍带滑象，舌苔薄白，断其为妊娠恶阻，投香砂六君子汤3剂。时值5月，江南农村收割正忙，患者配药回家，惟恐耽误农活，欲将3剂药一起煎服以求速效。其公公住在隔壁，劝其不可如此。少妇不听，擅自将3剂药同煎，温顿服之。服药不久，其胎即堕，悔之莫及。

半夏为治妊娠恶阻之要药，仲景《金匮要略》有"妊娠呕吐不止，干姜人参半夏丸主之"的记载，但《别录》又有半夏"堕胎"之说。临床实践证明，少用半夏无损胎元，多用则难免伤胎，因其辛热故也。余处方香砂六君子汤每剂用半夏9g，一般不致伤胎，但3剂药中共有半夏27g之多，一次顿服，安能不伤胎元耶！

案2：车姓老太，78岁，患痰饮宿疾，每至冬季发作更剧，咳喘不已。1972年冬季某日延余出诊，见老太形瘦体弱，卧床不起，气喘咳嗽，痰多清稀，脉缓弱，苔白腻。《金匮要略》云："病痰饮者，当以温药和之。"高年阳气虚弱，痰饮内生，治当温阳化饮，投苓桂术甘汤合二陈汤加味。老太服药2

剂，咳喘大见好转，甚是高兴。当时，其家饲养小猪数只，正患白痢，兽医开大黄、朴硝等攻下药数剂，家人将猪药与老太之药挂在一起。次日，其女为老太煎药，误将猪药入煎，汤成与服。老太觉药味不对，问道："前两天之药味与今日之药味大不相同，何故？"答曰："无错。"老太相信女儿，未再细问，服药后泄泻不止，终因阳衰阴盛，阴阳离决，一命呜呼。

成无己《注解伤寒论·伤寒例》云："承气入胃，阴盛以亡。"并注曰："不当下而强与下之者，令人开肠洞泄，便溺不禁而死。"患者高年阳衰，饮邪如阴霾弥漫，此时温阳化饮犹恐不及，家人误煎硝、黄苦寒攻下药与服，遂致枉死，诚可叹也。

案3：1974年春，一农村男子，35岁，来治头痛病。自述病起1周，头痛不已，略有畏寒发热，咳嗽，诊得脉浮略数，舌苔薄白，断其为风热头痛，拟桑菊饮加味治之。患者服药4剂，寒热咳嗽均除，头痛亦有好转，但未痊愈。此时有亲戚告诉其用细辛一味煎服能治头痛，患者即去药店购细辛15g，回家取10g煎服。服后自觉气闷欲绝，言语困难，半日许方才慢慢缓解，但头痛剧增。遂请两人搀扶又来求治。患者头痛甚剧，心烦懊恼，脉舌如前。余思前方用辛凉轻剂，尚属对证，为何证反加剧，不得其解。细加盘问，方知其听信人言误服细辛。岂不知风热得此，犹如火上加油，头为诸阳之会，阳热升腾于上，安能不痛耶！余仍守桑菊饮加芦根、茅根，患者服药3剂，头痛遂愈。

细辛形细而味辛，其性善散，最易耗气伤人。李中梓《医宗必读》记载："单服末至一钱，令人闷绝，辛药不可多用也。"细辛虽能治头痛，但只能用治风寒头痛，若风热头痛用之，则痛更剧。可见民间单方也应辨证运用，不得妄投。《医学心悟》医中百误歌有云："旁人误，代惊惶，不知理路乱忙忙，用

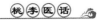

药之时偏作主,平时可是学岐黄?"说明病有误于旁人者不少,不可不以此为戒。

案4:1971年秋,有潘姓老妪,58岁,久患痹证,周身关节疼痛,不能行走。延一医诊治,不辨阴阳寒热,但见其关节疼痛,就用温针,共针灸七八次,未见好转,反致关节疼痛难忍,日夜号叫,彻夜不眠,痛苦万状,其子改延余治。余出诊至其家,见老妪骨瘦如柴,大肉尽脱,脉来细数,舌质光绛无苔。此本为热痹伤阴,误用温针,焦骨伤筋,而成坏症。思《伤寒论》有云:"微数之脉,慎不可灸……火气虽微,内攻有力,焦骨伤筋,血难复也。"据其脉舌,并见大肉尽脱,断其三月内必死,知其气阴耗竭故也。勉拟增液汤加味以养阴增液,果然不出所料,越二月而卒。

为医者不可不博览群书,精勤不倦。吴鞠通《温病条辨·自序》云:"生民何辜,不死于病而死于医,是有医不若无医也。学医不精,不若不学医也。"否则庸医害人,杀人而不见血,无异于凶手矣。《灵枢·邪气脏腑病形》云:"阴阳形气俱不足,勿取以针,而调以甘药也。"此例患者热痹日久耗伤气阴,当用甘药调治,不宜温针,而医者不读经典,草率行事,误人不浅。

补剂不可误投论

补可去弱,凡虚弱之体,可以投以补剂,而解除疾病,恢复正常生理功能。如夹有一丝实邪,则不能乱投补剂。况补有补阳、补阴、补气、补血之不同,补之不当,则变证百出,不可收场。

余少时见嘉兴东门一李姓裁缝素患肺疾,时常吐血。一次大吐血后，其有亲戚谓：如此剧吐，必虚极也。遂为其购人参2支。即服1支，精神较为恢复。越数月，大吐血，又煎服1支，参汤一下咽，血即盈口直冲而出，即刻而亡。盖参者，益气升阳之品也。第一次服参，系大吐血后阴血已存无几，阳气亦随之欲脱。此时也，人参救阳气之来复，阳生则阴自长，自然精神较前恢复。而第二次服参时，正值大吐血，阴亏而血更热，灌之以参汤，犹如火上浇油，火势更烈，无有不立毙者。此一时彼一时也。

或曰：补剂施于老人终无妨。余曰：未必然。余曾亲治2例由服参而引起变证者，皆年过花甲之老妪也。一人服参后，颜面突然红肿非常，此人素来胃火旺盛，服参后愈引动其胃火而成。另一人服参后，旬余不能食，更兼头痛而晕，此人素体湿邪偏盛，服参后湿邪阻塞，清窍蒙蔽所致。故老年服补剂者，亦需慎之又慎。

现今世人多喜补，医家亦多有用补剂以媚人者。余一友人外感风热，一医投以疏风清热之剂后，表邪未解而身疲乏力，此壮火食气也。其自以为虚极，易一医，附和其说，以参、芪杂入疏风清热药中，病遂缠绵不解，经久不愈，盖风热皆被补住矣！

外感风热，医用辛凉之剂，湿热内蕴，投以清热利湿之属，其药价必贱。而病者遂误认为药轻，必不效。甚或有人不服药而抛弃。吾观此风日盛，内心实为悲恸，此风决不可长！决不许长！

药之为用，实为纠正人体阴阳之偏盛而用之。只要对证下药，硝、黄亦能成补剂。试观仲景治阳明腑实之证，急用大承气汤下之，即补之，存阴液也。不对证，参、芪亦可是毒药，如用参、芪之属，投于气血两燔之体，即毒之，速亡也。

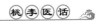

更有一种大补药者，不知何人发明，吾地药铺皆有出售，价甚昂贵，而购买者亦络绎不绝。所谓大补药者，以一方施之于天下人，大谬也。不知人之禀赋虚实有不同，虚有气、血、阴、阳之异，此药是补气还是补血，补阴还是补阳耶？或曰："阴阳气血皆补。"余告之曰："阴阳气血俱虚之人，即有之，亦百无二三。其药若偏于补阳气，则阴血虚者愈虚；如偏于补阴血，则阳气亏者更亏。"更有禀体素实者，欲服药以求补，余曾见一人湿热素盛，服大补药后，湿热遂胶结不解，如油入面，无路可出，发为黄疸。人自为之，诚可叹也。

吾愿天下人食饮有节，起居有常，精神内守，则病安从来，比服补剂胜十倍矣！

论脉诊

脉诊是中医重要诊法之一，在中医理论体系及诊法实践中占有非常重要的地位。脉诊的历史源远流长，随着中医学的形成而出现，又随着中医学的发展而发展。脉诊在疾病诊治中是不可或缺的，古代医家在中医理论指导下，结合大量的临床实践，对诊脉部位、寸关尺主脉、浮中沉三取以及常脉、病脉的脉形等，进行了归纳总结，形成了系统的认识和规范。多年来人们都把脉诊作为别阴阳、辨脏腑、论虚实、断病机及定治则的根据之一，在辨证求因和审因论治中起着极为重要的作用。从扁鹊、仲景以来，历代名医无一不是脉诊高手，而那些"按寸不及尺，握手不及足"的人，则往往被视为庸医。

但是由于脉诊存在"在心易了，指下难明"的困难，而现代西医诊断技术也不断丰富和提高，不少中医师的脉诊往往是

"走过场"，从而失却了中医辨证论治的精髓。脉诊属于"四诊"之一，虽居四诊之末，但在中医临证中具有最重要的地位。

《黄帝内经》有云："持脉有道，虚静为保。"虚，是医者的心要虚空。切脉时心中不可先存一丝成见，不可先带有倾向性，要如《诊宗三昧》所云："切脉之法，心空为宗。"静，一是诊脉环境要安静；二是医者的心要安静，必须使自己的精神高度集中在脉诊上，不可"意逐物移，念随事乱"。因此，虚与静是切诊的重要法则，诊者当如费伯雄《医醇賸义》所云"虚心静气，虚则能精，静则能细，以心之灵，通于指端，指到心到，会悟参观"。

学习古代脉学著作时，应有所甄选。余既往曾精读《脉经》、《难经》、李时珍的《濒湖脉学》及时珍之父李言闻的《四言举要》，至今仍受益匪浅。张仲景的《伤寒杂病论》中就详细地阐述了脉诊，如篇名就是"辨……病脉证并治"。还有脉象"独大、独沉、独小、独浮"等描述，因此，其书中的脉学知识也不应忽视。

1974年春节期间我去浙江省中医院拜见魏长春老先生。但因魏老医事繁忙，而无机缘叙谈。恰巧看见魏老的学生在其诊侧刻写《诊脉须识常与变》的稿子，于是回嘉兴后写信向魏老求教，竟得先生首肯。2001年，我在征得魏老之子魏睦森主任医师的同意后，整理了魏老的脉学文章，在《浙江中医学院学报》上发表了《诊脉须识常与变》的"知常篇"和"达变篇"，使魏老的脉学精华得以广泛流传。

中医脉诊是一门难学的学问，要有"悟性"。脉诊有时难以用语言文字来表达，"心可意会，非笔墨能绘画耳"。脉诊是在中医理论知识指导下的诊断过程，在这个过程中理性认识的能力，即"悟性"，无疑具有决定性的作用。所以《脉诀汇

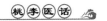

辨》云："指下妙处，在意不在象。"这些意会、心悟所要达到的就是透过复杂纷纭的客观现象而抓住其本质，这也就是脉诊的精髓所在。但是除了要有"悟性"外，还需勤加苦练，"熟读王叔和，不如临证多"，脉诊的学习过程，不是一朝一夕就能获得的，必须勤于临证，反复揣摩，逐步由浅入深，持之以恒。阅历既多，则指下之妙得之于心，诚如李东垣所云："夫诊候之道，医者之难精也。若非灯下苦学，勤于记诵，参师访友，昼夜不遑，造次颠沛，癫瘵俯仰，存心于此，安能知神圣之妙哉。"

脉学是随中医生而俱来的，内容丰富，技术艰深，精于此道又良非易易。但是脉诊作为中医的标志又是众所公认的，不明脉诊就可以说是不明中医学。因此，作为青年医师，应当要有继承发扬中医脉诊的紧迫感和时代危机感，而非临证徒摆架势。抛弃脉诊，废医存药，以搞所谓的中医现代化，那是削足适履，充其量不过是"泡沫中医"罢了。

妇人脉治大要

妇人脉诊亦遵循脉诊的一般原则，但因妇人有经、带、胎、产等特有的生理变化和疾病，脉象也会随之发生变化。《千金翼方》曰："凡妇人脉，常欲濡弱于丈夫也。"《四诊抉微》载："按诊法，诊男者先左，诊女者先右。非男女经脉有别也，从其阴阳，以察其盛衰也。"我亦认为，一般妇人脉较男子略濡弱，诊脉时顺序以先右后左为宜。

（一）月经脉与治

月经先期，经血过多，脉来洪大或滑数，此为冲任有热，可用四物汤加黄芩、丹皮等以清冲任之热；经水先期，经血过少，脉来细数，多为肾中火旺而阴水亏也，可拟知柏地黄汤加减；月经先期，量多色淡，神疲，懒言，脉细弱，此为脾虚不固，可用圣愈汤加减；月经后期，经血过少，脉来沉细而弱，为阳虚内寒而致，可用右归饮加减；月经先后无定期，脉弦，此为肝气郁结也，可用逍遥散加减。

痛经一证，临床所见，虚少而实多，实证多为气滞、血瘀所致，虚证多为气血虚弱所致。行经时少腹胀痛，脉弦者，此为肝气郁结也，可用柴胡疏肝散或逍遥散加减治之。而血瘀证，又有属寒属热之不同。大凡寒凝血脉者，经行多后期，少腹冷痛，经水中有紫黯色瘀块，脉来沉迟或涩，可用王清任少腹逐瘀汤调治；瘀热痛经，常见经行前期，少腹疼痛拒按，经水中有紫红色瘀块，脉涩而略数，常以自拟之二丹桃红四物汤（即桃红四物汤加丹皮、丹参）治之。

妇人闭经有虚实之分，脉来细涩，或细弱，或尺脉微，多为冲任虚亏，精血不足之虚闭证，可用大全大补汤或右归饮加减；脉来弦涩，多为邪气阻滞之实闭证，可用桃红四物汤等加减治疗。

血崩不止，脉多见芤，可用独参汤以救之；漏下不止，量多色淡，脉来细弱，可用归脾汤或圣愈汤之属治之；漏下不止，五心烦热，脉来细数，可用知柏地黄汤加减治疗；漏下日久，口苦咽干，左关脉弦者，可用丹栀逍遥散加生地炭治之。

（二）带下脉与治

带下病证治，多遵傅青主。带下色白，清稀如涕，脉缓或濡弱，多为脾虚肝郁，带脉失约，湿浊下注所致，可拟完带汤加减；若带下色黄，宛如浓茶，脉来滑数，多为湿热下注，损

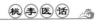

伤冲任所致，可以易黄汤治之；带下色青，稠黏不断，其气腥臭，脉来弦数，多为肝郁湿热所致，可用加味逍遥散治之。

（三）妊娠脉与治

已婚妇人平素月经正常，婚后停经二三月，脉来滑数冲和，左寸动甚，伴有嗜酸或者呕吐等表现，为受孕怀胎之候。

《素问·平人气象论》云："妇人手少阴脉动甚者，妊子也。"《脉经》亦云："三部脉浮沉正等，按之无绝者，有娠也。"

妊娠脉须与闭经脉相鉴别：妊娠脉必滑数冲和。闭经虚证多为气血不足而脉细弱，可予十全大补汤治之；实证或因痰湿阻滞，冲任不利所致，其脉虽滑，但多兼弦，可用苍附导痰汤加减治疗；或因瘀血阻滞，其脉多涩，可用桃红四物汤或少腹逐瘀汤治之。

（四）产后脉与治

妇人产后气血亏虚，故脉象多为虚缓平和。《四诊抉微》云："新产之脉，虚缓为吉，实大弦牢，其凶可明。"脉细弱伴乳汁不足，为气血虚弱之候，可用八珍汤或十全大补汤治之；脉弦而见乳汁量少，多属肝气郁结，可用柴胡疏肝散或逍遥散治疗；脉见涩，伴腹痛，恶露不下，多为寒凝血瘀，可予生化汤尝之。

附:《明心宝鉴》选讲

所以立仁义礼智信之法,分君子小人之品,别贤愚之阶,辨善恶之异。

古代有本《礼记》,特别强调仁义礼智信。所谓"仁",就是仁爱,就是爱人,是一种大爱。"义",就是情义。人在世界上要讲情义。如果人家对你好,你不知道报答,那就差劲了一点。我们看《水浒传》,水泊梁山的英雄,有的就是为朋友两肋插刀,就是说该帮忙的要帮忙。"礼",就是礼仪。一个人要有礼,比如尊敬大人、尊敬长辈、尊敬师长,待人要表示一种敬意。"智",就是聪明、才能。"信",就是要诚实、不欺。现在的说法就是诚信。所以古代儒家文化,讲"仁、义、礼、智、信"。这五个字很有道理。

做人首先要仁爱,仁爱之心不可或缺。特别我们做医生的,对病人就要有仁爱之心,把人家的痛苦看成是自己的痛苦。记得我在 20 多年前听过一个老先生讲"仁、义、礼、智、信"。他觉得"仁、义、礼、智、信"这五个字不能够分开。为什么不能够分开呢?"仁"就是仁爱,但是爱也要有分寸,像有的人是"妇人之仁",如有的妇女对待孩子,是溺爱、宠爱,那就不对了,就没有原则了! 甚至有的孩子犯了错误,她也包庇,这就变成"妇人之仁",不对了。所以一个人应有点血气,该不行就不行,要有"义"。这个"义",有时候为朋友要两肋插刀，但这个朋友如果是干的坏事呢？打群架也叫你去，杀人也叫你去，这就又不对了。所以要有"礼"，"礼"就制约这个"义"。"礼"，一是要有礼仪，再一个就是国家的法律法规也包含在内。所以古代朝廷有一个礼部，有礼部尚书。但过分的"礼"，对人都鞠躬，过分的谦恭，这个人就比较迂腐了。所以要有"智"。"智"，就是聪明。"礼"过分了，这个人就会比较拘谨。"智"过头了，实际上不是大智慧，而是小聪明，甚至会做一些不好的事。如有的人智商很高，骗钱，走歪路了。所以要有"信"，就是诚信。任何东西不要过，过了就不好。所以这五个字不能分。儒家讲"立仁义礼智信之法"，才能够"分君子小人之品，别贤愚之阶，辨善恶之异"。有"仁、义、礼、智、信"这个标准，才能够分辨是君子还是小人。君子就是有高尚道德品质的人，小人就是品德低劣、干坏事的人。所以古代的经书主要是教人为善。以儒家文化——"仁、义、礼、智、信"，来区别他是君子还是小人，是贤士还是愚人，是善人还是恶人。

常存一念中平，飞横自然永息，存于其心，自然言行相顾，贯串无疑，所为焉从差误矣！

"常存一念中平"，就是心里经常保持着中正平和的心态。不容易啊！这个"中"就是中正，"平"就是平和。"中正"也就是正直，保持一颗正直、善良、平和的心。"飞横自然永息"，"飞横"，就是飞来的横祸。横祸，就是不测的意外。保持一种中正平和的心态，飞来的横祸自然永息。而你有中正平和的心态，"自然言行相顾，贯串无疑"。说话、做事都会考虑周全，言行一致，把言行贯穿起来，所做的事情自然不会犯大的错误，这才能保持一生平安。

范立本劝人要立德行善，要挽救世道人心，我觉得是有道理的。上海的国医大师裘沛然，94岁去世，他在临去世前写了一部书叫《人学散墨》，就是讲传统文化，就是要挽救世道人心。不挽救世道人心，光靠开几张方子，不起作用。我现在就看到这个问题。有好多病你是看不好的，很多病是由于无穷的贪欲造成的，有好多人就是心情老是不舒畅，老是不满足，就要得病。所以我说逍遥散，"药逍遥而人不逍遥，终无济也"，是没有用的。而且现在有好多人得肿瘤，我认为多是由于肝郁化火，郁结以后产生了热毒，是病人自身产生的毒。所以治病救命必须要挽救世道人心。我这几年，白天在学校里上班，晚上看书、看传统文化。认识到确实有好多病是治不好的。美国号称科技发达，平均寿命也就78岁，不要以为他们什么病都能治得好。所以我提出的观点叫"以德养生"。你们去看百岁老人，肯定是具有高尚道德的人，这就是《内经》说的"恬惔虚无，真气从之，精神内守，病安从来"。"人是要有一点精神"的，精神最要紧。《内经》也讲有好多病治不好，为什么呢？"神不使也"，他的精神崩溃了，精、气、神消耗光了。所以我提出要以德养生，要有高尚的道德品质，这样的人往往就能长寿。

但存心里正，不用问前程。但能依本分，前程不用问。若要有前程，莫作没前程。

这段话很有意思。我们心里正大光明，不要去问到底前程怎么样。有的人去算命，看看我前程怎么样，根本没有这个必要。只要心里正大光明，不用问这个前程。只要按着本分做，这个前程是不用问的。譬如说，我是做医生的，我认认真真看病、认认真真读书，坚持几十年，肯定就会一步一步晋升为副主任医师、主任医师，还用问什么前程呢？"若要有前程，莫作没前程"，你要有前程、有前途，就不要去做让你丢掉前途之事。

太公曰:"仁慈者寿,凶暴者亡。"

姜太公说,仁慈的人往往高寿,而凶暴的人往往会短命夭亡。所以我们看看那些百岁老人,有的生活很艰苦的,在农村里头的,你说钱,他没啥钱,你说吃,也没什么好吃的,但他的寿命很长、高寿。为什么呢?他有一颗诚实的心、善良的心、和谐的心。这些人,你不要看他生活条件不怎么样,寿命很长。有的人很凶,很强暴,要么不犯病,一犯起病来,往往是暴病,甚至暴死。所以我讲"以德养生",现在看看,确实是这样,你不要说一百岁,活到九十岁以上的人,基本都是比较善良的,道德品质比较高尚的,对人比较仁爱的。

一毫之善,与人方便。一毫之恶,劝人莫作。衣食随缘,自然安乐。

一点点的好事,我们也应该给人方便;一点点的坏事,也劝人家不要去干。穿衣也好、吃饭也好,我们都随缘。随缘就自然快乐。我不是非得要穿名牌,有得穿就行,不是非得要吃山珍海味,吃饱了就行,这叫随缘。所以《黄帝内经》就讲到:"美其食,任其服,乐其俗,高下不相慕,其民故曰朴。"就是穿什么都挺好的,吃什么都挺香的,不去羡慕人家地位高的,这样的人才是纯朴的人,自然心里就快乐了。现在为什么有些人心里老是不平衡、不高兴,他就是贪。人家穿得比我好,穿名牌;人家吃得比我好;人家职位比我高……老是贪,心里老是不愉快,就老生病。所以我们谈养生,首先自己要有一个平衡的心态。有一个平衡的心态才会什么都好,这叫平平淡淡才是真。什么味道最好?就是淡味,淡味最好。所以我们人离不开的就是淡味。白开水是淡味,白米饭还是淡味,你过分的辛啊、甘啊、酸啊、苦啊、咸啊,反而要吃坏身体。所以叫"衣食随缘,自然安乐"。

《近思录》云："循天理，则不求利而自无不利。循人欲，则求利未得而害已随之。"

《近思录》这本书是宋代的朱熹和浙江人吕祖谦合著的，一共有 14 卷。该书主要记载了北宋四家的言论，一位叫周敦颐，一位叫张载，还有两位叫程颐、程颢，是两兄弟，都是大学问家。就这四家的言论，一共是 622 条。《近思录》说："循天理，则不求利而自无不利。"就是遵循、顺着天理良心，"不求利而自无不利"。"循人欲"，就是要满足自己的欲望，"则求利未得而害已随之"。比如现在有些商人诚信经商，打响自己的品牌，可能就是"不求利而自无不利"。而有些商人只知道挣钱，胡作非为，可能就把自己的牌子给砸了。

我们看病也是这样，医生处方开得好，用药用得好，找你治病的病人就会越来越多。有的人就知道贪小利，药味越开越多，剂量越开越大，可能到后来，就自己把自己的牌子砸了。所以我主张，是什么病你就用什么药，千万不要乱用，好好地用药，你会总结出经验来，反之你就总结不出经验来。我现在看到有的人开的方剂，觉得太可悲了。

子曰："身体发肤，受之父母，不敢毁伤，孝之始也。立身行道，扬名于后世，以显父母，孝之终也。"

这段是孔子的原话。什么叫"孝"？孔子说："身体发肤，受之父母，不敢毁伤，孝之始也。"我是这样理解的，我们的身体，包括毛发、肌肤，都是父母给我们的，我们要避免遭受意外的伤害，以免使父母担心、悲伤。父母把我们带大，就是希望我们有一个好的身体，希望我们能够健康成长。儿行千里母担忧！在座好多人的孩子可能已经在读大学了，大都在外地读书，实际上做父母的心里很担忧啊！包括你在这里上课，你的父母也在家想着你。所以首先要保养好自己的身

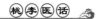

体,这就是孝。

有了好身体,干什么呢?"立身行道,扬名于后世,以显父母,孝之终也。"我们有一个好的身体,然后要立身行道,"立身"就是自己能够树立起自己的身,按照现在的说法就是"树人",就是把自己的身体搞好,把自己的事业搞好。"行道",这个"道"包括技艺。比如说我们是行医道的、治病的,就要把医道搞好,争取为社会做贡献,在社会上有知名度。行道至极,就能"扬名于后世",比如有的人留下一部很了不起的著作,像李时珍编了《本草纲目》,吴鞠通写了《温病条辨》,就是扬名于后世。名要身后名,活着时的名不是真的名。别看有的人现在有名,但背后人家都在骂他,因为有的名不是以正当手段得来的。人死后,大家仍在怀念他,赞扬他的著作和技术,这才是真正的名。扬名后世"以显父母",彰显出父母对他的培养教育,人家说起来这是某人的儿女,是谁家的后代。

诗曰:"心无妄思,足无妄走。人无妄交,物无妄受。"

"心无妄思",心里不要胡思乱想,这很重要。现在有好多病人,实际上就是妄思,我经常劝说他们,给他们做思想工作。我昨天也说了,"药逍遥而人不逍遥",医生开的处方是个逍遥散,但是病人心里不逍遥,一天到晚胡思乱想。古人就告诫我们"心无妄思",如果一个人能够真正做到这四个字,就能减少很多疾病,"病由心生",心有妄思就容易得病。"足无妄走",要管住自己的脚,不要乱走,这也有道理。现在娱乐场所多,不太好的地方也很多,不要随随便便乱走。"人无妄交",不要随随便便去交朋友,交了一个坏人,你就麻烦了。前几天的报纸上讲,有个妇女在杭州打工,她碰到另一个妇女是老乡,交了小姐妹,结果那个小姐妹就把这个妇女的小孩抱走了。幸亏警方发现得早，把这个小孩子给救了回来。这个教训很大，所以要"人无妄交"。最后是"物无妄受"，很有道理。人家送给你的东西，不能随便接受。为什么呢？现在所说的贪官，就是"妄受"。其他人即使不是贪官，但别人给你东西，给你送礼，往往是有目的的，他总有要求你的地方，要你费神帮他去干的事，所以叫"益我货者损我神"啊！这样的"糖衣炮弹"不能"妄受"。

子贡曰：""君子之过也，如日月之食焉。过也，人皆见之。更也，人皆仰之。"

君子，就是有高尚道德品质的人。君子也会犯错误，但他的错误，好像是日食或月食。这个"食"字，在古书里是跟"蚀"字相通的。比如说，日食的时候，这个天突然黑了，等一会儿呢，天又亮起来了。所以叫"过也，人皆见之"，他这个错误，人家都看得到。"更也，人皆仰之。"但有高尚道德品质的人，发现自己的错误会及时更改。改正错误，人家也都看得到。也就是说，一个人不可能不犯错误，哪怕是有高尚道德品质的人也会犯错，但是他自己会改过。他犯错误的时候，人家都看得到，但他自觉改正以后，人家还会敬仰他。

大家都是搞中医的，我想起《内经》的一句话，"少火生气，壮火食气"。这两句话，看起来很容易，要理解很不容易，我花了很长时间才理解。"少火生气"，少量的火是生气的。"壮火食气"，"火"太过了，称为"壮火"，反而会消耗人的元气。就好像在春天，温和的阳光下，我们觉得挺舒服，精神焕发，但到了夏天，杭州气温高达四十多摄氏度，"夏日炎炎似火烧"，反而消耗了人的元气，使人精神疲惫。所以说金匮肾气丸要在六味补阴药的基础上，加少量的桂枝、附子，这就体现了"少火生气"。大量的火热反而会消耗元气，这是古人的观点。

《景行录》云："寡言则省谤，寡欲则保身。"

《景行录》讲到"寡言则省谤"，就是教你话要少说，我想是有道理的。为什么呢？言多必失。你可能自己还没有意识到，人家可能就在说某某人怎么怎么，某某人说过什么，说你坏话，诽谤你。你少说，人家也就没什么好说你的。所以叫"寡言则省谤"。

"寡欲则保身"，欲望少了，你精神也就好了。一些退休的老同志身体蛮好，因为他很清净，也很满足，他欲望少了。包括年纪大了，男女之间的欲望也少了，这情欲少了以后，叫"积精全神"，身体就能慢慢调养好。所以"寡欲则保身"。

昨天我在想，怎么理解"寡言则省谤，寡欲则保身"这十个字？我想就是八个字，即"言多必失""积精全神"。

《景行录》云："保生者寡欲，保身者避名。寡欲易，无名难。"

这句话挺有意思，你要保生，就要寡欲。欲望太多了，你的精神就不够了，所以"保生者寡欲"。"保身者避名"，你要保住自己的身体，名气还是稍微小点好，名气不要太大了。但是"寡欲易，无名难"，没有欲望容易做到，没有名气是不可能啦！对不对？所以沙孟海先生生前很苦恼。沙孟海是著名书法家，在我们省内是第一的，在国内也是数一数二的。沙老活着的时候就常说，"都是我的债主啊！"因为大家都想向他要字嘛。包括这些著名的中医学家，不苦吗？苦得很啊！像浙江省中医院的杨继荪先生，后来走几步路都气喘得不得了，但还有好多人要找他看病。所以叫"保生者寡欲，保身者避名"，但是，"寡欲易，无名难"。这个名，你真不要它，还挺麻烦呢。所以刚才我讲的"益我货者损我神"，实际上上面还有一句话，叫"生我名者杀我身"。名气太大，这个人来找你，那个人来找你，就会把你的精气都消耗光，应付都来不及。

子曰："**君子有三戒：少之时，血气未定，戒之在色；及其壮也，血气方刚，戒之在斗；及其老也，血气既衰，戒之在得。**"

这句话是非常有意义的。孔子说，君子有三戒。"少之时，血气未定，戒之在色"，年纪轻的时候，气血还没有充足，色欲不要过分，特别在古代，结婚都很早，可能十几岁、二十岁不到就结婚了，当戒之在色。我们看古书，过去肺痨多得很，阴虚火旺，很多到后来就一个个死去了。

"及其壮也，血气方刚，戒之在斗"，等到了壮年，四十来岁，气血很充足，很刚强了。到这个时候也有一点名利了，觉得很了不起，往往好斗。所以壮年要"戒之在斗"，要加强自己的道德修养。

"及其老也，血气既衰，戒之在得"，等到老了，六七十岁了，这个时候就要好好地养老。年纪大了，不应该得了，也没有精力拼命去得了，而且这个得对你的身体也不好。所以应"戒之在得"。孔子讲的，是很有道理的。

孙真人《养生铭》："**怒甚偏伤气，思多太损神。神疲心易役，气弱病相萦。勿使悲欢极，当令饮食均。再三防夜醉，第一戒晨嗔。**"

孙真人就是唐代大医学家孙思邈，他有一篇《养生铭》。"怒甚偏伤气"，就是发脾气，实际上消耗、损伤了你的气血。"思多太损神"，思虑太多，大大损伤了你的精神。"神疲心易役"，精神疲惫了，心也很劳累，神疲而心劳。比如说晚上睡不着，西医叫神经衰弱，中医叫思伤脾，心脾血虚，耗伤心血。"气弱病相萦"，气弱了，疾病就会来缠绕。"萦"，就是缠着你。所以《黄帝内经》有一句话，"勇者气行则已，怯者则着而为病"。强壮的人，气血充足，疾病就会退却；怯者，就是体质差的人，气血不通畅，病邪停留在体内，就会得病。

　　"勿使悲欢极，当令饮食均"，不要过分的悲，不要过分的喜，悲是伤肺的，大喜是伤心的。饮食要均衡，这也很重要。所以我跟病人讲，一日三餐必须要按时，饿一顿、饱一顿，就易生病。我现在很注意这个问题，为什么？我现在看病见得多啊！李东垣就说"饮食劳倦则伤脾"，现在一日三餐不按时，饿一顿、饱一顿的人很多，所以现在脾胃气虚的也特别多。由于饮食不均导致妇科病的也特别多。我们中医的理论，脾属土，脾主信，月经又叫信水。所谓"信水"，是要讲信用的，一个月来一次，才是正常的，才叫"信"。脾是主信的，所以脾胃功能好，往往月经就正常。脾胃功能不好，月经就会失常。特别是现在有的女子为了减肥，不好好吃饭，长期饥饱失常，损伤了脾胃，耗伤了气血，最终导致月经不来了。现在有好多病人不理解这个道理，我就写两个字给他看，因为我也没那么多时间来跟他说。一个"精"字，一个"气"（繁体为"氣"）字。我说这两个都带"米"字，就是要你吃饭，好好吃饭才能精气足。血多了，信水就来了。我们中医理论说"冲脉隶于阳明""冲为血海"，它隶属于阳明，阳明就是土啊，所以孙思邈的话是有道理的，"当令饮食均"。

　　"再三防夜醉"，再三叮嘱你晚上要防夜醉。晚上吃醉酒是很伤身体的，是要生大病的。"第一戒晨嗔"，就是早上不要发脾气。这个"嗔"啊，就是发怒。早上发怒是很不好的，早上发怒，你这一天没有个好心情。而且你一发怒，早饭就吃不好，没有胃口吃了，你这一天身体还会不会好呢？是吧！所以佛教也讲这个"嗔"字，佛教里讲三个最不好的："贪""嗔""痴"，这叫三毒。"贪"就是贪念，现在大部分的人就是贪，贪钱、贪名、贪利、贪色等等，各种各样的贪念无穷。"嗔"就是发怒，稍微有点不称心就发脾气。"痴"就是痴心妄想，一天到晚妄想，有的人晚上就是通夜不睡地思虑无穷。这三毒实际上就是三条毒蛇。我们怎样能够消除三毒，保持平和的心态，这是非常重要的。现在有的人，不理解佛教，他不知道修佛法是修什么。其实就是修怎样去除"贪、嗔、痴"，这叫"勤修戒定慧，息灭贪嗔痴"。如何"戒定慧"？戒律是有道理的。比如说道路上亮着红灯不让走，你就不要走，法律法规就得遵守。做人要有戒律，不好去的地方就不要去，不该得的钱就不要得。戒了以后，这个心才能定，心定了以后，才会产生智慧。通过"勤修戒定慧"，达到什么目的呢？就是"息灭贪嗔痴"。贪、嗔、痴，每个人都有。有的人多，有的人少。所以人是要修的，不修是不行的，贪、嗔、痴越少，你的思想境界就越高。思想境界越高，吃苦耐劳，任劳任怨，为人民服务！孙思邈说要戒"晨嗔"，早上千万不要发脾气，就是教大家保持好的心态。

《景行录》云："节食养胃，清心养神。口腹不节，致疾之因。念虑不正，杀身之本。"

《景行录》讲，要"节食养胃，清心养神"。这两句话很好，现在有的人就往往吃得太多，特别是条件好了，有的人到了一定的地位，老是去吃，吃太多了呢，很多都是"三高"。所以要"节食养胃"，过分多吃往往加大胃的负担，要得病。清心才能养神，就是要清心寡欲才能养足精神。"口腹不节，致疾之因"，实际上是解释"节食养胃"的。不节制的饮食是导致疾病的原因。特别是现在常见的肝胆病、肾病、高血压、心脏病、糖尿病等，往往都跟饮食有关。"念虑不正"，就是讲这个心念，思考的都不是正道的东西，不是正道就是邪念！邪念产生，就要干坏事。思想是指挥行动的，到头来就要犯错误，故"念虑不正，杀身之本"。

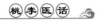

《脉诀》云："智者能调五脏和。"

这本《脉诀》应当是元代戴同父的《脉诀刊误》。有大智慧的人才能够使自己的五脏调和，一般人往往都做不到。五脏调和，首先要控制好喜怒忧思悲恐惊七情，再要控制好饮食，才能调得五脏和。所以智者才能五脏调和。

《景行录》云："食淡精神爽，心清梦寐安。"

"食淡精神爽"，淡味才是真味。水是最淡的，但人就是离不开水，人体内大部分都是水，我们吃的米饭也是淡味的。淡味才是真嘛！"心清梦寐安"，只有心念淡泊清净，才能睡得安宁。苏东坡说过一句话，"先睡心，后睡眼"。苏东坡是个智者，他对中医很有研究啊！有一部书叫《苏沈良方》，作者就是苏东坡和沈括，后人把他们的方书集中起来编成的。苏东坡是一个政治家，也是一个书法家，还是一个诗人，他也懂中医，了不起！"先睡心，后睡眼"，是说心清净了眼睛才能闭得上，心里安定了才能够睡得安。现在不少人心不清，所以睡不好。光开几味夜交藤、合欢皮有用没用啊？没用！所以我现在为什么要讲国学？因为很多病并不是说吃药就能吃好的，思虑多了，心血伤了，气血衰了，睡不着，我开个归脾汤，归脾汤实际上很对症啊，能治疗心脾两虚的失眠、多梦、健忘、心悸。但是有效吗？大部分人吃了以后效果并不好。为什么？他还是思虑啊！还是思想无穷啊！所以这个药吃下去没有大的作用。我现在转过来研究国学，我认为要拯救世道人心，这才是最重要的。如果世道人心不扭转过来，靠我们开药，不行！包括病人也要靠自己，如果一天到晚始终思虑无穷，贪嗔痴，那这个病怎么会好呢？不会好。肿瘤病人，越是容易发脾气，越是心里不开心，肝气郁而化火，身体里头就会产生一种毒素，这种火就是一种热毒，脉就很弦，他这个病就不太会好。所以说"心清梦寐安"。

《景行录》云："定心应物，虽不读书，可以为有德君子。"

有的人不一定书读得很多，但只要能够定下心来，应对事物，就是有德君子。反之，这个人心浮气躁，定不下心来，必然不是一个有德君子，哪怕你读书读得多，没用。所以一个人要"定心应物，虽不读书，可以为有德君子"。有的人学问并不高，但他心态好，待人接物很好，虽是一个普通工人、普通农民，但就是一个有德君子。而现在有些所谓的成功人士，一天到晚心浮气躁，孜孜汲汲，唯名利是务。你说是不是一个有德君子？不是。

《夷坚志》云："避色如避仇，避风如避箭。莫吃空心茶，少食中夜饭。"

宋代洪迈写了《夷坚志》，这是一部非常好的书。"避色如避仇"，避色，就是要积精全神，保养好身体。"避风如避箭"，就是要躲避风寒对人体的伤害。这个"避色"，按照中医的病因学说，就是不内外因。"避风"，那是外因。使人不要得病，一是避免伤精，二是躲避外邪。"莫吃空心茶"，就是空腹的时候不要喝茶太多，因为空腹时候茶喝得太多，冲淡了胃液，可能会影响饭后消化。"少食中夜饭"，就是半夜里饭要少吃。有的人半夜喜欢吃夜宵，实际上这是个坏习惯。最好就是一日三餐吃好，半夜少吃，吃多了"中夜饭"会增加对肠胃、心血管的负担，是不好的。这两句也是养生之道。所以中国传统文化实际上有好多都是跟中医有关的，国学中，好多都是中医的东西。

《景行录》云："声色者，败德之具。思虑者，残生之本。"

"声色者，败德之具"，一个人听到靡靡之音觉得挺好，看到妖冶的美色觉得挺好，实际上是"败德之具"，会败坏你的

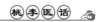

道德；"思虑者，残生之本"，思虑过度，实际上会让你的身体受到伤害，伤及气血，残害生命。

成人不自在，自在不成人。

你要成人、要成才，那是不自在的。你要逍遥自在，就不成人。就是说人要付出，付出才有回报。北京中医药大学曾在博士生里头做过一个统计，博士在读期间，能够读完五部古医书的人不多。不要看他是博士啊，薄薄的一本古医书都没有好好读，能够读完五本书的人很少，今后怎么能当中医学家？所以叫"成人不自在，自在不成人"。

包括我校有的研究生，只做实验，叫他看病能行吗？中医必然要会看病，要把中医的理论落实到临床中去，现在培养学生的方法，我觉得值得反思。

老子曰："大辩若讷，大巧若拙。澄心清净，可以安神。谗口多言，自亡其身。"

"大辩若讷，大巧若拙。"有的人，辩才很好，很会说，但从表面上看，好像很木讷似的。平时话不多，但是他该说就会说，叫"大辩若讷"。而有的人很灵巧、很聪明，但看起来好像有点笨，也就是"大巧若拙"，这种人是人才啊！而有的人不要看他平时哇啦哇啦的，真正到台面上一句话都说不出来。"澄心清净，可以安神"，要保持一颗清净的心，自己的心神才能够安定。"谗口多言，自亡其身"，"谗口"就是说人坏话的嘴，而且话多，就是喜欢说人坏话，这对自身是不利的。

孔子曰：食不语，寝不言。

孔夫子吃饭的时候不说话，睡觉的时候也不说话。为什么呢？有道理的。吃饭防噎，走路防跌，也是养生的一种方法。吃饭就是要一心一意吃饭，不然就可能被噎到。睡觉不说话，为什么呢？因为多言耗气。你们年纪轻没有这个体会，到了一定年龄，就能体会了。一定年龄的老年人，吃饭时如果说话就容易被噎住。年纪轻的时候一晚上不睡觉都没有关系，但年纪大了就不行。所以"食不语，寝不言"。

凡戏无益，唯勤有功。

这个"戏"字，就是轻浮、嬉戏、开玩笑，这些都是无益的。我们要把时间用到哪里去？这个"勤"就是要勤学、勤劳，如此才可以建功立业。"一生之计在于勤"，你不勤，学问哪里来呢？你不勤，论文怎么写得出来呢？只有付出才有回报，没有付出哪来回报？所以叫"凡戏无益，唯勤有功"。

《曲礼》曰："傲不可长，欲不可纵，志不可满，乐不可极。"

这四句话挺好。这个《曲礼》，是《礼记》其中一篇的篇名。"傲不可长"，我们不可骄傲、不可傲慢。有的人当了一点小官觉得了不起，有的人评上了主任医师觉得了不起了，都是不对的。"欲不可纵"，不能纵欲。有的人赌博、嫖娼，恣情纵欲，这很不好。"志不可满"，志向不能满足，也就是说应该有远大的志向。孔夫子认为人是应该要有远大志向的。"乐不可极"，乐极就要生悲。

紫虚元君戒谕心文："福生于清俭，德生于卑退。道生于安乐，命生于和畅。患生于多欲，祸生于多贪。过生于轻慢，罪生于不仁。戒眼莫视他非，戒口莫谈他短，戒心莫恣贪嗔，戒身莫随恶伴。无益之言莫妄说，不干己事莫妄为……尊君王，孝父母，敬尊长，奉有德，别贤愚，恕无识。物顺来而勿拒，物既放而不追。身未遇而勿望，事已过而勿思。聪明多暗昧，算计失便宜。损人终自失，倚势祸相随。戒之在心，守之在志。为不节而亡家，因不廉而失位。劝君自警，于平生可惧可惊而可畏……正可守，心不可欺。戒之！戒之！"

"紫虚元君"，又称南岳夫人、魏夫人，晋代任城（今山东济宁）人，修道家。"戒谕心文"，上对下称为"谕"，告诫人们要清心。这篇文章，我读了觉得蛮有意思的，我们学一学。"福生于清俭"，要幸福，首先你自己要清白，要勤俭，要清心寡欲，这个幸福指数全靠你自己的内心。并不是说给你一百万元你就幸福，自己内心非常的愉悦、淡泊，可能有十万元你就觉得很满足了，所以"福生于清俭"。"德生于卑退"，这个"卑退"，就是卑恭退让。卑恭退让并不是对人家害怕，我要退让，是"难得糊涂"！清代郑板桥就说"难得糊涂"，这个"难得糊涂"大有意思，并不是说你真正糊涂，而是退一步、让一着，放下心来。后退一步自然安，所以叫"德生于卑退"，显示了高尚的道德品质。"道生于安乐，命生于和畅"，"道"就是正道，平常心即是道心。"命生于和畅"，这个"和畅"，就是气机通畅，气宽寿长。"患生于多欲"，为什么得病呢？往往就是多欲造成的。多欲即贪心不足。"祸生于多贪"，往往多贪就起祸了嘛。如贪色，肯定家里不太平。"过生于轻慢"，有的人犯有过错，往往跟他的轻薄、傲慢有关系。"罪生于不仁"，犯罪如杀人、放火，往往就是没有仁爱之心。

"戒眼莫视他非"，眼睛不要去看不好的东西，比如黄色碟片，你不要去看它，黄色片子看得多了，潜移默化，要出问题的。"戒口莫谈他短"，人家不足的地方，我们不要去随便评论人家。"戒心莫恣贪嗔"，要戒自己的心，不要去贪，不要去发怒。"戒身莫随恶伴"，自己的身体要把持好，不要跟随坏人走。特别是有的年轻男子，控制不住自己，坏朋友叫他到哪里去，他就跟着去了，去了以后就惹麻烦了。"无益之言莫妄说，不干己事莫妄为"，无益的话不要去乱说，没意思；跟你无关的事不要去瞎掺和，比如有的人去打架，人少不行，就要拖着你去，但你不能参与，若跟着去了，打架出人命了，你也要跟着去坐牢。

"尊君王，孝父母，敬尊长，奉有德，别贤愚，恕无识。""尊君王"，古代社会讲忠君，现在就是要忠于国家，忠于人民。"孝父母"，对父母要孝。"敬尊长"，对你的老师、长辈要敬重。"奉有德"，对于有道德的人，我们要对他好，或者逢年过节去看看他，送他点礼物。"别贤愚"，到底是有学问的人，还是愚蠢的人，我们心里要明白。"恕无识"，对无知无识的人，我们要宽恕，即便他说过对你不利的话，或做过不好的事，我们也要以德报怨，宽恕人家。

"物顺来而勿拒，物既放而不追。"有些事物顺理而来，你也不要一味推辞，物既去了，你也不要追，这就是顺其自然。"身未遇而勿望"，你没有碰到的事情，不要一天到晚盼望着，这就像守株待兔一样，总想着兔子最好撞在这棵树上，被我抓住。"事已过而勿思"，事情过去了，就不要一天到晚还去想着。现在有的人就是一天到晚想这想那，思虑无穷，到后来真的病了，身心疾病。聪明人绝不后悔，过去的已经过去，未来的咱们也不知道。我们就抓住当下，当下就是今天，就是现在。所以今天叫我上课，我就把课上好；今天叫我看病，我就把病看好；今天叫我去旅游，我就旅游去；今天请我吃饭，我就吃饭去。我老师岳美中先生就是有大智慧的人。岳老就曾跟我说："过去的已经过去，既往则不追，未来的不可知，也不必多想。咱们就抓住当下，过好每一天。"就是要利用当下，把该做的事情做好。能够每天把当下用好了，你就会事业成功。

"聪明多暗昧，算计失便宜。损人终自失，倚势祸相随。"有的人表面上看着聪明，实际上是愚昧的。不要看他脑筋蛮会动，算计来算计去，最后他也得不到便宜。总做损人之事，

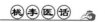

到头来是自己有失。总倚靠权势的，等到势用尽了，跟着来的就是祸。所以要"戒之在心，守之在志"。心中要警惕，要有戒律，自己要有志向，而且要守住这个志向。比如我们要做一个好医生，把我们的本职搞好，守住自己的道德底线。"为不节而亡家，因不廉而失位。"有的人不节制，不洁身自好，就会导致家庭动乱，家就没了！而当官的不廉洁，最终也会失去他的地位。所以"劝君自警，于平生可惧可惊而可畏"，劝你自己要警觉，要有敬畏之心，人不可没有敬畏之心。"正可守，心不可欺。戒之！戒之！"一个人只有守住正道，正正派派做人，才是对的，万万不可做欺心的事情。"戒之！戒之！"，反复告诫人们要自警。

《景行录》云："知足可乐，多贪则忧。"

知足才能快乐，懂得知足，内心才会感到幸福。多贪，反而带来的是忧患无穷。

汪信民常言："人常咬得菜根，则百事可为。"

北宋学者汪信民说："人常咬得菜根，则百事可为。"他的著作就是《菜根谭》，是北宋的版本。而现在一般我们看到的是明代的版本，作者叫洪应明，实际上北宋就有《菜根谭》这本书了。日本人很推崇《菜根谭》，在前些年，我们国内这本书也销得很好。它就是提倡这个观点，人能够咬得了菜根，则百事可为。就是说你能克勤克俭，能在艰难困苦的环境下，磨炼自己的意志，就没有什么事情办不了的。所以有些贫困的孩子，只要有志向，日后就能够干成大事。有些条件很好的人，他没有志向，只知道享受，可能到后来一事无成，类似例子还挺多的。

滥想徒伤神，妄动反致祸。

有的人一天到晚胡思乱想、滥想，这叫"痴"，就是痴心妄想。痴心妄想容易伤神，而且伤了精神也不能解决问题，所以叫"徒伤神"，哪怕几天几夜胡思乱想也没用。"妄动反致祸"，有人不经深思熟虑就轻举妄动，干些不好的事情，反而造成了祸害。

三点如星象，横钩似月斜，披毛从此得，作佛也由他。

这四句话是什么意思呢？这实际上是古代研究佛学的人的一首诗。佛教不叫诗，叫"偈"，也叫偈语。"三点如星象，横钩似月斜"，这就是一个"心"字，所以人这个心地最要紧。"披毛从此得"，披毛就是披着毛皮，也就是畜生嘛。如果人不安好心，干的完全是禽兽的勾当，实际上就是个畜生了。"作佛也由他"，也有一些心地很好的人，一片善心，多做好事，这种人就是佛，所以说"佛即是心，心即是佛"。佛不是神仙。什么叫佛呢？佛者，觉也。就是觉悟了的人。你这个善良的心念起来了，实际上你就是佛。但是一个不好的心念起来了，你可能就是妖魔、就是畜生了，所以叫"披毛从此得，作佛也由他"。一个人要修心，所以这本书的题目叫《明心宝鉴》。你心地善良，内心光亮、亮堂，那就好了嘛。

我到过福建的武夷山，武夷山上刻了四个大字：佛即是心。人人都能成佛，人人都有佛性，但是由于贪、嗔、痴把你的真性给蒙蔽啦！那么怎样息灭贪、嗔、痴？把我们的佛心、把我们的真性释放出来，报效社会，报效人民。

孙思邈曰："胆欲大而心欲小，智欲圆而行欲方。"

孙思邈是唐代著名中医学家，在《旧唐书·孙思邈传》中记载了孙思邈讲的话，"胆欲大而心欲小"，《明心宝鉴》里也引用了这句话。这句话实际上是针对我们医生的，作为行医之人，应该胆欲大而心欲小。胆要大，但内心要小心谨慎。

"智欲圆而行欲方"，知识要通达全面，而行为要方正。我们可以理解为，辨证要全面，运用中医的理论知识全面地进行辨证论治，而在立法处方的时候，该用什么药就得用什么药，必须要药到病所，才能祛病。所以叫"胆欲大而心欲小，智欲圆而行欲方"。胆大心小，行方智圆，这是对我们医生的要求。虽然就这么几个字，但能够做到，那就了不得，就是大名医了。

寇莱公《六悔铭》："官行私曲失时悔，富不俭用贫时悔，艺不求精过时悔，见事不学用时悔，醉后狂言醒时悔，安不将息病时悔。"

寇莱公就是北宋的丞相寇准，后来封莱国公，所以叫寇莱公。他有个《六悔铭》，记载了六种后悔事。"官行私曲失时悔"，这"私曲"，就是不公正，按照现在的说法叫有猫腻。做官不公正、有猫腻，做了一些不合适的事情，给人发现了，就要罢官了，所以"失时悔"，失去了官职以后才后悔，这个事情本来不应该这么办的，我怎么这么办了呢？所以做官要光明正大，要一心为公，不能为私，要正直，不能"私曲"啊！"富不俭用贫时悔"，有的人富贵的时候不省吃俭用，到后来贫困潦倒的也挺多的。你不要看他现在当老板很有钱，不知道什么时候就时运不通，或者出个什么问题，就变贫了，所以"富不俭用贫时悔"。"艺不求精过时悔"，少年的时候我们要学会一门技艺。少年时不好好学，没有精通的技艺，过了时候，你就该悔了。"见事不学用时悔"，对于一些新的事物和知识，有机会学你就要学，你不学，到要用的时候，你就要后悔。"醉后狂言醒时悔"，喝酒喝得多了，酒能乱性，就胡言乱语，醒来的时候可能就后悔了。"安不将息病时悔"，"安"就是身体安宁、健康的时候，"将息"就是保健养生。

如果身体好的时候，你不保健养生，等到病时也要后悔。这些都是寇准年纪大了之后，自己悟出来的一些话，是很有意思的。

很多人，往往年纪轻的时候，身体好的时候，拼命吃酒，生活没节制，不好好保养身体，等到得病的时候就该后悔了。所以古人对"将息"是有一定研究的。我看过唐朝韩愈的一句话，他在《与崔群书》中写道："将息之道，当先理其心。"这养生保健的道理，首先就是要治理自己的心态，要平和。所以身体好的时候，要懂得保养，懂得怎么治理自己的心，让自己的心灵平和安好。

《益智书》云："宁无事而家贫，莫有事而家富。宁无事而住茅屋，莫有事而住金屋。宁无病而食粗饭，莫有病而食良药。"

这话也很有哲理。"宁无事而家贫，莫有事而家富"，宁可家里穷一点，只要太平无事就没关系，不要家里一天到晚烦恼事不断，即便很有钱也没意思。"宁无事而住茅屋，莫有事而住金屋"，我宁可平平安安住在草屋里头，心安理得，也不要住在金屋里，但成天有事，一天到晚烦恼，心里不安宁。"宁无病而食粗饭，莫有病而食良药"，我宁可天天吃粗茶淡饭，身体健康无病，也不要得病以后买上好的药来吃，即便天天泡在人参缸里，也不一定有用。

我专门研究了唐代的医学史，唐代佛教医学是从古印度传进来的。孙思邈对古印度的医学很有研究，他认为世界上就四种病，我在这里跟大家交流一下，挺有意思的。第一种病，用不着治疗，不治而能愈的。比如你感冒了，可能喝两杯白开水，或者吃一碗热面条，稍微出一点汗就好了，这种病不用治。第二种病要通过治疗，吃点药就能好的。第三种病,通过治疗会有所好转,但是不会完全好,始终有着。还有第四种病,再治也治不好的,不管谁来治也治不好。我们看张仲景的书,他是伟大的医学家,他的书中有好多条文,末后写道"死""不治"。所以说"宁无病而食粗饭,莫有病而食良药",病到一定的时候,你官做得再大,家里再有钱也没用。

心安茅屋稳,性定菜根香。世事静方见,人情淡始长。

心安了,住在茅屋里也挺安稳的;心性定了,吃着菜根也觉得挺香的。心里清静了,这世事就看得很清楚,而只有淡淡的人情,才能保持长久。"人情淡始长",比如同学之间,有的能保持几十年的友谊,这种友谊,很平淡,但是很长久,保持一辈子的都有。而有些情谊,看似很亲密,但说翻脸就翻脸,所以叫"君子之交淡如水,小人之交甜如蜜"。所以你说这段话好不好,看着很简单,实际上是在教你做人!

《景行录》云:"人性如水。水一倾则不可复,性一纵则不可反。制水者必以堤防,制性者必以礼法。"

《景行录》这本古书上说"人性如水"。这个"性",就是性情。人的性情就像水,水倒翻了,就不能收回了,所以叫"水倾则不可复"。"性一纵则不可反",这个性情一旦骄纵,脾气养大了,就很难纠正。有的小孩子来看病,左关脉特别弦,老是发脾气,山根色青,这跟家长的溺爱有关系,当然,跟血虚、肝郁也有关系。性格上、脾气上一旦放纵,就很难回头。有的人,你不要看他当了军长,当了司令,他可以指挥千军万马,但管不了自己的孩子。"制水者必以堤防,制性者必以礼法"。我们要治水,就要筑堤,譬如我们钱塘江潮水来,就要把江堤筑好;而我们要把小孩管好,培养好他的性格、脾气,就要用礼法制约。

子张欲行，辞于夫子："愿赐一言为修身之美。"夫子曰："百行之本，忍之为上。"子张曰："何为忍之？"夫子曰："天子忍之国无害，诸侯忍之成其大，官吏忍之进其位，兄弟忍之家富贵，夫妇忍之终其世，朋友忍之名不废，自身忍之无祸患。"子张曰："不忍何如？"夫子曰："天子不忍国空虚，诸侯不忍丧其躯，官吏不忍刑罚诛，兄弟不忍各分居，夫妻不忍令子孤，朋友不忍情意疏，自身不忍患不除。"子张曰："善哉！善哉！难忍难忍！非人不忍，不忍非人。"

这是一篇长文，很好。子张是孔夫子的弟子。孔子的弟子很多，其中一个叫子张，在《论语》里头专门有一篇叫"子张"。"子张欲行"，子张要离开孔夫子，就像我们研究生毕业，要离开老师，离开学校了。子张在告别孔夫子的时候，说："我希望夫子能赐我一句话，作为指导我修身的好话。"夫子曰："百行之本，忍之为上。""百行"，就是多种品行。多种品行的根本呢，忍耐为上。子张就问孔子，你为什么提出来要忍呢？忍有什么好处呢？夫子曰："天子忍之国无害，诸侯忍之成其大，官吏忍之进其位，兄弟忍之家富贵，夫妇忍之终其世，朋友忍之名不废，自身忍之无祸患。""天子"就是国王，他能忍耐的话，国家就不会受到侵害。春秋战国时期，国家很多，大国小国一大堆。国王不忍，随时跟其他国家起冲突，冲突了就打嘛，打不过别国，国家不就灭亡了嘛，所以"天子忍之国无害"。"诸侯忍之成其大"，天子底下是诸侯，诸侯忍耐了，他不去跟别人冲突，包括不去跟天子冲突，他就能稳做诸侯。"官吏忍之进其位"，官吏能够忍，往往就能做得好这个官，官位也能够上得去。"兄弟忍之家富贵"，兄弟能够互相忍让，这个家才会越来越好，大家同心协力嘛。现在我们一些私营企业，都是家族制的，就靠兄弟之间齐心协力，若兄弟之间不能齐心协力，这企业就做不好了。"夫妇忍之终其世"，夫妻间要相互包容，才可以一辈子做夫妻，你不懂忍耐就完了，很多时候离婚是由小事情导致的。"朋友忍之名不废"，朋友之间也要相互忍耐，才能永远是朋友。有时候朋友之间有小矛盾，不忍耐，那就当不成朋友了。"自身忍之无祸患"，自己忍耐，就不会有什么祸患产生。

子张年轻气盛，又问："如果不忍耐会怎么样呢？"夫子就跟他说："天子不忍国空虚，诸侯不忍丧其躯，官吏不忍刑罚诛，兄弟不忍各分居，夫妻不忍令子孤，朋友不忍情意疏，自身不忍患不除。""天子不忍国空虚"，国王不忍耐，就会让国家受伤害，甚至灭亡。所以当国家领导人也很不容易，他要权衡利弊，是打还是不打？是要还是不要？不容易。"诸侯不忍丧其躯"，诸侯不忍，往往会招来杀身之祸。"官吏不忍刑罚诛"，官吏不忍，就会胡来，就会受到刑罚，甚至是杀头之罪。"兄弟不忍各分居"，兄弟不忍，大家分家了。"夫妻不忍令子孤"，夫妻不忍耐，孩子变成了孤儿，离婚了嘛，没有爸爸了，没有妈妈了。"朋友不忍情意疏"，朋友之间不能忍耐，可能到后来就翻脸了，情谊也丢了，没有情谊彼此就疏远了嘛。"自身不忍患不除"，如果你自身不肯忍耐，就难免有忧患。"子张曰：善哉！善哉！难忍难忍！非人不忍，不忍非人。"子张听了孔夫子跟他说的话，就开悟了。子张又说"非人不忍"，非人就是恶人，恶人他不肯忍耐，反之，不肯忍的人，往往是恶人。这话也很有意思。年轻人，往往忍不住，忍不住就要出问题。事实上，要保持社会和谐，就是该忍要忍。

最近这二十年，我参编国家规划教材《方剂学》，其中和解剂一章都是我写的，可这个和解剂不好写。你说什么叫和解？这和解就很难叙述。出现有两个方面以上的病因，它们不和了,怎么让它调和,就是和解。比如说既有气郁的一面,又有血虚的一面;既有寒,又有热;既有邪实的一面,又有正虚的一面。这些都需要和解,而这个忍字,就是为了保持这个和。

子曰:"敏而好学,不耻下问。"

孔夫子是一个伟大的教育家,他说要"敏而好学",既要灵敏,又要好学。聪明但不好学,没用。"敏"就是聪明,这是天资。所以一个人要成就学问,既要有天资,还要靠勤奋。"不耻下问",对于一些没有身份、没有地位,或者地位比你低下,但有一技之长、有学问的人,我们也要向他请教,不要认为这是耻辱。

《性理书》云:"为学之序:博学之,审问之,慎思之,明辨之,笃行之。"

宋代有一本《性理书》,实际上它也是把孔子的话记下来。"为学之序",就是做学问的顺序。做学问当一步一步做,首先是"博学之",要有广博的知识。然后是"审问之",这个"审"就是研究、提出问题。"慎思之",就是周密的思考。"明辨之",就是要明白分辨,哪些是对的,哪些是错的,哪些是有问题的。最后"笃行之","笃"就是专心,专心地付诸行动,付诸实践。

这句话我们经常看到,"博学之,审问之,慎思之,明辨之,笃行之"。很多人字面意思都懂,但到底是什么意思,不去好好地研究。我昨天备课,备到后半夜两点半,什么原因?我在好好地想,这几个字到底是什么意思?实际上,它就是一个学、一个问、一个思、一个辨、一个行。学、问、思、辨、行,从理论到实践,从基础知识到付诸行动,"学"和"行"比较好理解,关键是中间要有"问、思、辨"的过程,而且要有自己的见解,没有自己的见解,成不了学问。这就是"为学之序"。

孔子之所以成为一个伟人、圣人,有他的道理,他有他的教学思想、教书理念：教导学生，你要学，学了以后，你要问，你要思，你要辨，然后转化成自己的东西，再付诸行动和实践。陶行知也是要知啊、行啊，知而后行，当中还有过程，要自己多多思考。

庄子云："人之不学，若登天而无阶。学而智远，若披祥云而睹青天，如登高山而望四海。"

庄子说，人不学习，好像你想要登天但是没有阶梯能上去。通过学习达到"智远"，就是拥有渊博的知识，就好像云开而见青天，如同登高山而望四海。到了一定的知识层次之后，你才能把世事看得明明白白。

不登峻岭，不知天高。不履深渊，岂知地厚？人不游于圣道，焉可谓贤？

不登上峻岭，不知道天的高，哪怕这个峻岭再高，也够不到天啊！"不履深渊"，这个"渊"，就是潭，不走到深潭边去看看，怎么知道地是那么的厚。人不游学于圣人之道，换句话说，没有在真正有学问的高人手下去学一番，你怎么可以称得上是贤人呢？"圣"才能培养出"贤"。这个"游"，就是游学，就是外出求学，这很重要。包括我们现在学医，要跟名中医，也就是"游于圣道"。通过"游于圣道"，把名中医的精华继承下来，那你才称得上"贤"。"贤"比"圣"还差一点，但也是非常难得。说来说去，我们现在就是缺少好的指导老师。我实事求是地讲，好的老师少了，越来越少，年纪大的谢世啦、退休啦，但是"人不游于圣道，焉可谓贤"？

朱文公曰："勿谓今日不学而有来日，勿谓今年不学而有来年。日月逝矣，岁不我延。呜呼老矣，是谁之愆？"

朱文公就是朱熹，朱熹是明代的学问家，他研究理学。朱熹说，不要说今天不学，还有明天，不要说今年不学，还有来年。光阴流逝了就没了，岁月是不会为我停留和延迟的，到后来呜呼哀哉，老啦！这是谁的罪过呢？朱熹觉得做学问要抓紧时间。搞中医也是一样。上海中医药大学著名的中医学家金寿山，他在临去世前专门写了一篇文章，文中说：若能借我数年寿，我还要好好地学《黄帝内经》。有些老中医，看了一辈子病，他觉得对经典的学习还是不够，因为像《内经》这样的经典可以指导临床，其意无穷。所以金寿山先生临老时会有这样的感慨，也说明时不我待。

朱文公曰："家若贫，不可因贫而废学。家若富，不可恃富而怠学。贫若勤学，可以立身。富若勤学，名乃光荣。唯见学者显达，不见学者无成。学者乃身之宝，学者乃世之珍。是故学者乃为君子，不学则为小人。后之学者，各宜勉之！"

朱熹说这段话，"家若贫，不可因贫而废学"，意思是不能因为家里贫困而不读书。所以现在我们国家提出，不能让贫困的孩子失学，要给他们资助。"家若富，不可恃富而怠学"，不能因为家里有钱就懈怠懒惰，不好好学习。"贫若勤学，可以立身"，贫困人家的孩子，你只要勤学，就有立身之本，就会有你的事业。"富若勤学，名乃光荣"，富贵人家的孩子，你能勤学，这才叫光荣。"唯见学者显达，不见学者无成"，只看到学者一个个的身份、地位、名声上去了，没有看到学者是一事无成的。真正地去好好学习，就不会一事无成。所以"学者乃身之宝，学者乃世之珍"。学者是安身之宝，学者是世界上珍贵的人。"是故学者乃为君子，不学则为小人"，学者是君子，因为学习可以培养高尚的道德品质，培养学问和技艺。不学者则容易成为小人，不懂道理，不学无术，到后来也很难干出好的事情。"后之学者，各宜勉之！"后辈学者，你们都要互相勉励啊！

《直言诀》曰："造烛求明，读书求理。明以照暗室，理以照人心。"

《直言诀》这本书上说，造蜡烛是为了求光明，读书是为了求道理，懂得真理。"明以照暗室"，蜡烛的光明是为了使得黑暗的房间亮起来，而这个理，真理、天理，是照人心的，使得你明明白白，清清白白地做人、做好人。

书是随身之宝，才是国家之珍。

"书是随身之宝"，我觉得很重要，做学问离不开书，好书不可不读。1974年我在乡村行医时，有一次回到城里去休息了一段时间，后来村里有人来找我，说是我家里被偷啦。我一听就马上赶回去，而我赶回去的目的，就是要找书。家里的衣服、被子被偷就被偷了，无所谓，但书要找回来，因为我有很多好的古医书，要把它们找回来。结果回去一看，这贼不偷那些医书，医书全放着，他把我的箱子偷走了，箱子里的东西都拿走，把箱子扔到桑树地里。我心里立刻就平静了，无所谓了，拿走的东西都是身外之物，拿去就拿去了，而这些古医书是有钱也弄不到的。

诸葛武侯诫子弟曰："君子之行，静以修身，俭以养德。非淡泊无以明志，非宁静无以致远。夫学须静也，才须学也。非学无以广才，非志无以成学。淫慢则不能励精，险躁则不能治性。年与时驰，意与日去，遂成枯落，悲守穷庐，将复何及也？"

这一篇文字又叫诸葛亮《诫子书》。我对中华传统文化是情有独钟的。我在中学时代，就对这《诫子书》看啊、抄啊、背啊！我从小在外婆家长大，我两个舅舅有点学问，都是"文革"前的大学毕业生，他们就把《诫子书》拿来给我看，所以我从小就受到传统文化的影响。诸葛亮这篇《诫子书》是非常好的,我们学一下。他说君子的行为,应该是"静以修身,俭以养德"。静可以修身,使内心清静;俭可以养德,品德不好的人往往不节俭,大手大脚,有的贪官一天要用几万,拼命吃、喝、玩,到后来就伤德了,有钱也不能这样子。"非淡泊无以明志,非宁静无以致远","淡泊",就是清心寡欲,只有清心寡欲,才能够明白志向,一天到晚贪图玩乐,怎么会有远大的志向呢?只有内心宁静,才能够达到远大的理想,才能做得成事业。所以钱学森确实很伟大!钱学森一直都住在航天研究院的小房子里头,国家给他大房子,他从来没有去享受过一天,就待在自己研究院的房子里,一直到死,像如此淡泊宁静才能够达到远大的理想。"夫学须静也,才须学也",学必须要静,才能必要靠学习才能得来。"非学无以广才,非志无以成学",不学习怎么有广博的才能呢?没有志向怎么能够成就学问呢?"淫慢则不能励精","淫",就是贪色,"慢",就是傲慢,贪色傲慢就不能激励精神。"险躁则不能治性",内心险诈、浮躁,就不能治理性情。"年与时驰,意与日去",年龄随着时间的奔驰过去了,意志也会一天天消逝,慢慢地丧失殆尽,到后来"遂成枯落",好像一棵树枯了,枝叶落了。古人说,"十年树木,百年树人",木树不起来,人树不起来,叫"遂成枯落"。"悲守穷庐",年纪大了,悲伤地守在自己破破烂烂的房子里。"将复何及也?"到那个时候,你想要回头也来不及了。

诸葛亮的《诫子书》是非常有现实意义的,就是告诫子孙后代,应该怎么做人,不要虚度年华。

先儒曰:"让古人便是无志,不让今人便是无量。"

"让古人",就是对古人谦让,实际上是没有远大的志向,我们要超越前人。"不让今人便是无量",但是对于现在的

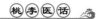

人，我们要谦让，不谦让今人，那就是没有度量。既要有志向，又要有度量。

少年易老学难成，一寸光阴不可轻。未觉池塘春草梦，阶前梧叶已秋声。

这是朱熹的一首诗。"少年易老学难成"，少年实际上是很容易老的，我们在十来岁的时候，看看五六十岁的人，觉得是那么的老。现在一下子我们自己都六十岁了，所以叫"少年易老"，但是"学难成"，学问难成。光阴如箭，"一寸光阴不可轻"，不可随随便便把光阴虚度了。"未觉池塘春草梦"，池塘春草边做了一个梦，还没有觉醒过来，已经春去秋来啦。"阶前梧叶已秋声"，台阶前面那梧桐树的树叶都掉下来了，秋天已经到了。实际上这是一种感慨，感慨光阴易逝，但学问难成。确实是这样，我们如果能活到一百岁，无非就是三万六千五百天。这三万六千五百天，前二十年是糊里糊涂的，后三四十年也是糊里糊涂的，那么中间比较明白的有几年？比较明白的可能也就四十来年。那四十来年你还要睡掉一半，那就只剩二十来年了。二十来年里你还有其他的事，生儿、育女、休息、烦恼等等，你用于做学问的能有几天？所以我们读了朱熹的诗以后，就觉得时不我待，我们要赶紧做学问。

你们都是名中医的学术继承人，起码要把中医学好。现在很难培养出好的中医，为什么？现在五年制中医药专业，学习体育、外语、计算机等等，一年半就没了。还有一年多是在见习、实习，这一年多里头，真正到中医科实习可能就一两个月，都是在西医各科轮转，轮到后来把中医都忘了。剩下两年里，中医学一半西医学一半，实际上只学了一年中医。而且，站在台上的老师又是何许人也？有几个是明师？我讲的明师不是有名的"名"，是明明白白的"明"。"明师"要对中医理论有了解，还要在临床上有实践，才能把真知识传给你们，能像这样的又有几个人？所以，到底有多少知识是有用的，对中医的发展是有用的，对今后行医是有用的，都要打个问号。因为我是管教学的副校长，干了十二年，我心里有数啊！

所以我说中医教育要反思，我们就要搞中医，我们要走我们的路，真正把中医理论搞熟，把中医临床弄通，到一定时候，你们就是国家的宝贝。我们要把自己看重一点，要自重自尊自爱，不管人家怎么样，"任尔东西南北风"。

司马温公曰："养子不教父之过，训导不严师之惰。父教师严两无外，学问无成子之罪。……勉后生，力求诲。投明师，莫自昧。……勉旃汝等各早修，莫待老来徒自悔。"

司马温公就是司马光。他认为养孩子而不教，那是父亲的过失。教训引导得不严格，那是老师的懒惰。《三字经》也这么说，"养不教，父之过。教不严，师之惰。"但是父亲也教育了，老师也很严厉了，如果这两者都没有问题的话，学问不成功，那是孩子的罪过，是孩子的原因。所以要："勉后生，力求诲。投明师，莫自昧。"勉励后生小子，一定要求得老师的教诲，而且要"投明师，莫自昧"，投明师很重要，明师很难得。古人说名师出高徒，现在有好多所谓的"名师""名医"，并不是真正有学问的人。我在这里跟大家说的都是真话，他可能到一定的年岁，在一定的地位上，评上了"名师""名医"，但他并不是真正的明师，所以要"投明师，莫自昧"。投明师，自己才不会愚昧无知。明师一指点，有的时候就给你指点一两个地方，可能你一下子就有思路了，所以好的老师最要紧。我的老师岳美中先生就说，成学问要有三个条件：第一是天资；第二是勤奋；第三是良师益友。良师益友就是好的老师、好的朋友。

岳老还举了两个例子，孔子问道于老子，马克思还要恩格斯帮忙，没有恩格斯的帮忙，可以说马克思成就不了他的学问，恩格斯无私地支持他，让他没有后顾之忧，他才能把《资本论》写出来。"勉旃汝等各早修，莫待老来徒自悔。"就是勉励你们这些人，要早早地、好好地修学问，免得老来自己后悔。

至乐莫如读书，至要莫如教子。

最最快乐莫如读书。你真正觉得读书有快乐感，才会成才，你要觉得读书是在折磨人，那就很难成才。最最重要的莫如教子。如果你教不好孩子，到后来忧患无穷。所以我昨天跟人聊天，我说我现在觉得就两点最要紧。第一点，年纪大了必须要有好的身体。年纪大了，一天到晚病怏怏的，也挺麻烦。第二点，就是希望孩子能够争气一点。但这是希望，是不是能做到也很难说。所以说"至要莫如教子"。

《景行录》云："木有所养，则根本固而枝叶茂，梁栋之材成。水有所养，则源泉壮而流脉长，灌溉之利博。人有所养，则志气大而识见明，忠义之士出。可不养哉！"

"木有所养"，这树木它有营养、有养料，那么"根本固而枝叶茂"，就能成栋梁之材。"水有所养，则源泉壮而流脉长"，才能够灌溉。"人有所养，则志气大而识见明，忠义之士出。"人也要养，要养浩然之正气，这是孟子说的。这样才能够志气大而见识明，才能够出忠义之士。所以说"可不养哉"！木也要养、水也要养、人也要养，这个"养"就是培养。人与自然的关系被破坏了，甚至人与人的关系也被破坏了，灾难就会多。我们为什么读古书？读古书就可以反思我们现在的问题，这也是古为今用。

物极则反，否极泰来。

"物极则反"，这讲的就是一个阴阳转化，寒极必热、热极必寒，这在《黄帝内经·素问》里头就讲了。到了夏天以后，天气慢慢就要凉快，到了冬天以后，慢慢就要开春，天气要暖和了。"否极泰来"，"否"这个字不念"fǒu"，是念"pǐ"，就是我们中医书上，张仲景《伤寒论》里的"痞"。这个"否"和"泰"，都是《周易》中的卦名。《周易》讲天地不交，闭塞谓之"否"。天地不交，即天地不相交通，闭塞；天地相交，亨通，谓之"泰"。"否极泰来"就是说，厄运到了尽头，好运也就要来了。我们可以把它理解为乱而后治。

爽口物多终作病，快心事过必为殃。与其病后能服药，不若病前能自防。

这是邵康节先生说的一段话。在《老子》里有这么一句话："五音令人耳聋，五味令人口爽。"各种声音都听，听到后来耳朵都会聋掉。有的人弄个耳机插在耳朵里，一天到晚听音乐，听到后来，耳朵听力大受影响。各种口味吃得太多，就使得嘴巴里丧失了口味。比如吃螃蟹，给你吃一个螃蟹，味道蛮好，给你吃三个螃蟹，到后来嘴巴里都没味了。所以叫"爽口物多终作病"，吃东西太多，口味都丧失了，肯定到后来会得病。"快心事过必为殃"，"快心"，就是心里开心，过分的开心，往往到后来就会遭殃。吃得太多就要生病，或者过分开心，自己觉得所谓的欢乐的事情太多，就要遭殃。所以"与其病后能服药，不若病前能自防"，与其病后吃药，还不如吃东西注意节制，尝尝就好，不要吃太多，干什么事情都应留有余地。

花落花开开又落，锦衣布衣更换着。豪家未必常富贵，贫家未必常寂寞。扶人未必上青霄，推人未必填沟壑。劝君凡事莫怨天，天意于人无厚薄。

这首诗也挺有意思。花落花开，等到花开又会花落。

"锦衣布衣更换着","锦衣",就是彩色的衣服,古代富贵人穿那些彩色的衣服,老百姓穿一般粗布的衣服,也就是穷人跟富人之间实际上会慢慢地转换。有的人钱很多,到后来可能就败落了,有的人一开始没有钱,可能后来也会致富。所以叫"豪家未必常富贵,贫家未必常寂寞"。富贵人家未必会长久富贵下去,穷苦的人家也未必会长久寂寞无助。"扶人未必上青霄",存心帮人忙,扶他一把,但未必能扶得上去。存心要推人,"推人未必填沟壑",要推人也不一定能推得下去。所以"劝君凡事莫怨天,天意于人无厚薄",凡事不要总抱怨老天爷不公平,老天爷对人没有厚薄之分,关键要靠自己的努力。

得失荣枯总是天,机关用尽也徒然。人心不足蛇吞象,世事到头螳捕蝉。无药可医卿相寿,有钱难买子孙贤。家常守分随缘过,便是逍遥自在仙。

得也好、失也好,荣也好、枯也好,总是天命,你自己机关用尽,也是徒然的。人心往往不满足,就像蛇要吞食大象一样。有很多世事难料,所以叫"世事到头螳捕蝉"。螳螂要抓蝉,螳螂很厉害,挥动两把刀要抓知了,没想到"黄雀在后"。有这么一句成语,叫"螳螂捕蝉,黄雀在后"。黄雀要吃螳螂,而螳螂一心一意要抓知了,反过来黄雀在后,它要啄螳螂,就是世事难料的意思。"无药可医卿相寿",官做得再大,得了病也有没药可医的时候。"有钱难买子孙贤",子孙的贤德并不是有钱就能买得来的。所以"家常守分随缘过",家里日常要安守本分,随缘过日,"便是逍遥自在仙",就能够很好地过日子。

这首诗就是叫你不要机关算尽,机关算尽没用。一般都是生活经验丰富,看得多的人才能写出这种诗来。

宽性宽怀过几年，人死人生在眼前。随高随下随缘过，或长或短莫埋怨。自有自无休叹息，家贫家富总由天。平生衣食随缘度，一日清闲一日仙。

性情要放宽，胸怀要放宽，所以叫"宽性宽怀过几年"。因为人的生死难料，所以叫"人死人生在眼前"。我们要"随高随下随缘过"，生活水平高一点也行，低一点也行，应该随缘过日。"或长或短莫埋怨"，家长里短，我们不要去埋怨。"自有自无休叹息"，穷也好，富也好，有也好，没也好，我们不要去叹息，贫穷或富贵是由天定的，不是我们要富就富，要穷就穷的。我们就该"平生衣食随缘度，一日清闲一日仙"。保持一种平和、清静、安逸的心态就好了。

佛经云："一切有为法，如梦幻泡影，如露亦如电，应作如是观。"

这本佛经，实际上就是《金刚经》。在《金刚经》里，有这么四句话，又叫四句偈，就是四句偈语，像诗一样。《金刚经》全称《金刚般若波罗蜜经》。《金刚经》有近六千字，在最后有这么四句话："一切有为法，如梦幻泡影，如露亦如电，应作如是观。"这四句话要解释清楚不容易。对于这四句偈，我查了一本书，作者是明朝的永乐皇帝朱棣。朱棣对佛学很有研究，他专门有一本《金刚经集注》，就是把明朝以前对《金刚经》的好的注释搜集起来。这是一个内府版本，也就是皇宫里的版本。书中说："世间一切有为之法，如梦寐之非真，如灯幻之眩惑，如水泡之暂时，如人影之易灭，如朝露之易消，如闪电之倏忽。应作如是观者，应立如此见性之法。"这话虽然见于《金刚经集注》，实际上并不是朱棣自己写的，而是引自颜丙的话。"世间一切有为之法"，我举个例子，比如，造个房子，生个孩子，都是有为之法。我们做医生的都知道，生老病死，这是一种自然规律，《黄帝内经》里说人有"生长壮老已"，植物也有"生长化收藏"。比如我们种粮食、种水稻，它生了、长了，长了还要化，未化就是稻谷还没有成熟，慢慢稻谷就变硬了，就成熟了。化了以后就收，收了以后要藏起来。藏为的就是给人吃掉。这个房子也一样，叫"成、住、坏、空"，房子建成了，供给人居住，造得好的可以保留上几百年，造得不好十来年、几十年就坏了，就倒塌了，倒塌了就什么都没有了，也就成空了。所以叫"世间一切有为之法，如梦寐之非真，如灯幻之眩惑"，好像霓虹灯闪来闪去；"如水泡之暂时，如人影之易灭"，好像一个水泡，也好像人的影子，一下就消逝了；"如朝露之易消"，早上的露水，太阳一出就没了；"如闪电之倏忽"，就像闪电，闪一下就没了。"应作如是观者，应立如此见性之法"，就是要明心见性，要把一切看破，心明了之后，便能放下。

所以《金刚经》这四句偈是有道理的。你们慢慢悟啊！1995年，我们学校里评职称，有一个人职称没有评上，他就钻这个牛角尖，出不来了。他是我的学生，我就把他叫到我的办公室来。我拿了一张纸，写了这四句话。我说这个职称啊，是有为之法，给了你又如何，不给你又如何？你把它想得空了，无非就是梦、幻、泡、影，如露亦如电，你就应该这么看待。我告诉他你回去每天念。他念了几天，想通了，什么都好了。所以这本《金刚经》是有大智慧的。

永乐皇帝的《金刚经集注》，它里头收集了好多家的注释，我觉得颜丙讲得比较好，语言也比较优美，实际上就是看透了。一切有为之法，比如说我要升职称，或者我一定要弄到这个房子，或者说我一定要赚到多少钱。实际上想通了，都是"如梦寐之非真，如灯幻之眩惑，如水泡之暂时，如人影之易灭,如朝露之易消,如闪电之倏忽",这样,你心里就豁然开朗了。

上面提到的我这个学生,他想不通,把虚名看得太实在了。不要把它看得那么实在,实际上它是虚幻不实的,就叫"六如":如梦,如幻,如泡,如影,如露,如电。"应作如是观",你应该这样看待它,否则的话,你就会痛苦,就是在折磨自己。

《直言诀》曰:"事君父者以忠孝,为君父者以慈爱。家与国无异,君与父相同。德显以扬名,惟忠与孝。荣贵不招而自来,辱不逐而自去。"

服侍君王、服侍父亲,就要有忠孝之心,而作为君王、父亲,就应有慈爱之心。家庭跟国家没有什么两样,皇上跟父亲也是相同的。就小辈来说,要有忠孝之心,就长辈来说,要有慈爱之心。道德彰显,能够扬名,就是要靠忠、孝两个字。有了忠孝之心,荣华富贵"不招而自来",耻辱不用去赶它,自然会去。

一个人要有忠孝之心,我们做医生也要有这种心。张仲景在《伤寒杂病论》序里就告诉我们为什么做医生,要明确其目的意义啊!即"上以疗君亲之疾,下以救贫贱之厄,中以保身长全"。"上以疗君亲之疾",就是对于君王、父母亲的疾病,我们要给他治,实际上就是提倡忠孝。"下以救贫贱之厄",就是对社会底层老百姓的病苦,要给他救治,这就是仁爱。"中以保身长全",对自己来说,要保护好自己的身体。就是既要利他,也要自利。所以我跟大家说要把学医的目的弄清楚,张仲景早就跟我们讲了,就是忠孝、仁爱、自利、利他。

酒色财气四堵墙,多少贤愚在内厢。若有世人跳得出,便是神仙不死方。

酒、色、财、气,这四个字实际上就是四堵墙,多少贤人也好，愚者也罢，都在这酒、色、财、气四堵墙里头。如果你能够跳出酒、色、财、气四堵墙，你就开悟了，"便是神仙不死方"。现在一些人，每天喝酒、敛财，他有权有势就发脾气、训人，或者沉迷女色。自古到今，我们人人都陷在酒、色、财、气这四堵墙里头，怎样才能跳得出去，不要被它给包围住？你跳得出去，那你就自由了，内心也清净了。

读书起家之本，循理保家之本，勤俭治家之本，和顺齐家之本。

读书才能够起家，古人认为还是要读书，读书能改变命运，特别对一些穷困的孩子，所以现在"希望工程"也好，大学也好，都向他们敞开大门。循理，就是循着天理、凭着良心去做事情，这才是保住家业之本。勤俭是治理家业之本，和顺是整治家庭之本。

《孔子三计图》云："一生之计在于勤，一年之计在于春，一日之计在于寅。幼而不学，老无所知。春若不耕，秋无所望。寅若不起，日无所办。"

在我上小学时，有一位教低年级的老师写了类似这样的话，我一直记到现在。他写的是"一年之计在于春，一日之计在于晨，一家之计在于和，一生之计在于勤"。"晨"是早晨的晨，而这里是"寅"。我到现在始终记住这番话。"一生之计在于勤"，"勤"是勤俭、勤劳。"一年之计在于春"，你要想秋天取得收获，就要在春天去给万物撒种、播种。春华秋实，没有春华就不可能有秋实。"一日之计在于寅"，这个寅时，就是后半夜三点到五点，天还没怎么亮，就要起来啦。"幼而不学，老无所知"，幼年的时候不去念书、不去学习，到老来没有一点学问、知识。"春若不耕，秋无所望"，春天不去耕种，秋天就不可能有收成。"寅若不起，日无所办"，清晨你不早起，白天的事情就办不完。所以清晨早起，才能干完事情。

二眉曙青朱先生曰："每日应事接物，如驾顺水之舟，只须掌得舵稳。当行则行，不履邪径；当坐则坐，无偏无倚；当立则立，端凝不苟；当言则言，是非不阿；当揖则揖，当拜则拜，无事一毫矫强，何等自在！有时劳筋骨，苦心志，饿体肤，都只安心顺受，切莫怨天尤人。可上可下，能屈能伸，心性圆明，了无色相，才是顶天立地一个汉子。"

朱曙青先生说，每天应付事情、待人接物，好像是驾着顺水之舟，我们只需要把舵掌得稳稳当当的。"当行则行，不履邪径"，该怎么干就怎么干，不走歪门邪道。"当坐则坐，无偏无倚"，应当坐的时候你就端端正正地坐在那里，不偏不倚，正襟危坐。古人很讲究行、坐的姿势。"当立则立，端凝不苟"，站也要端端正正，凝神不动、一丝不苟。"当言则言，是非不阿"，该说的我就说，什么是对的，什么是错的，该怎么说我就怎么说，有自己的态度，有自己的看法。古代人很讲礼节，"当揖则揖，当拜则拜"。"无事一毫矫强，何等自在"，没有一件事是矫装的、强为的，非常自在，均出于内心，当行则行、当坐则坐、当立则立、当言则言、当揖则揖、当拜则拜，都不用假装强为。"有时劳筋骨，苦心志，饿体肤，都只安心顺受，切莫怨天尤人"，有时候筋骨要受劳累，心里受痛苦，肌体受饥饿，但是都安心顺受，绝不怨天尤人。"怨天"就是埋怨老天不睁眼，"尤人"就是怨人，抱怨别人。《太上感应篇》中说"祸福无门，唯人自召"，不要怨天尤人，该怎么干你就怎么干。人在世界上总是要辛苦的，就是要劳其筋骨、苦其心志、饿其体肤。"可上可下，能屈能伸，心性圆明，了无色相，才是顶天立地一个汉子。"现在很多人，只能上、不能下，只能伸、不能屈。叫他吃点苦，他受不了。不好好干事，不好好做学

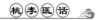

问的大有人在，但享受他都要，官也要当。我们应该保持自己的心态平和，可上可下，能屈能伸。"心性圆明"，心里非常圆通、光明。"了无色相"，不被外界的色相所诱惑。古人说"色不迷人人自迷"，色相并不迷人，只是人自己迷了。有一颗光明的心，不被色相迷惑，才是顶天立地的男子汉。